广东外语外贸大学出版基金资助

Gender and Health

The Health Need and Policy Response of Urban Informal Employment Women

性别与健康

城镇非正规就业女性健康需要和政策回应

刘春燕　著

社会科学文献出版社
SOCIAL SCIENCES ACADEMIC PRESS (CHINA)

性别议题在社会政策研究范畴中，向来都不是热门话题，其重要性常受到忽视，刘春燕博士的研究，正好填补了这方面的不足。

我国劳动人口，15～59岁劳动资源约9.4亿人，约占总人口的70%。随着城填化进程的加速，大批劳动力从农村流向城市，其中，男性劳工与女性劳工的情况，是很值得深入探讨的。本书针对在经济转型与城镇化急剧发展的过程中，女性劳工遇到的性别定型——把女性定型为家庭照顾者和能力较弱的劳动者，探讨社会资源及就业市场明显向男性倾斜，使妇女劳工权益受到不合理的剥削，健康保障的需要尤其受到忽视的情形。这种现象在当今中国经济强势发展、社会日益现代化的情况下，是非常不合理的。

中国妇女争取性别平等，可以说是先行者。1995年，在北京举行的第四次世界妇女大会上，中国已成为联合国订立的《消除对妇女一切形式歧视公约》的签订国，并同意将公约共十六条在国内落实推行。这次世界大会，被公认为世界妇女运动的里程碑。在同年举行的联合国千年首脑会议上，各国的联合公告，更明确地将提高妇女权益、促进妇女健康写入《千年发展目标》。

将健康列为妇女权益的一部分，是有极其重要的意义的，因为多个国家、地区近年的研究都指出，妇女经常把照顾家庭、子女和老人的任务放在首位，而忽视自己的需要，加上很多妇女为提升家庭收入要外出工作，其在精神和体力方面所承受的压力常比男性大。

　　所以，在第四次世界妇女大会之后，联合国便促使各地政府在制定公共政策和实施的过程中加入性别视角，以求使女性和男性不同的需要如实地反映在经济、劳工、教育和社会福利政策中，并呼吁政府在进行资源分配时，协助女性解除长期受到的压抑，可惜的是，自第四次世界妇女大会后，经历近 20 年，很多的政策建议仍未落实。刘博士的研究成果，便是有力的证据。

　　在城镇化的进程中，不少劳工被迫下岗失业和再就业，其中不少是女性劳工，她们在个人工作岗位与家庭岗位间，常要进行取舍，不少人被迫选择非正规就业，而雇主及政府所提供的健康福利和福利政策，往往把这些非正规就业的劳动女性排斥在体制之外，使其得不到应有的保障，制度上的不公平性，反映了劳工保障和健康政策缺乏性别视角，正如研究结果所反映的，非正规就业的女性在三方面有其独特需要：一是性与生殖健康；二是预防在家中及工作中受到暴力对待；三是工作环境健康设施如何回应女性需要。

　　女性是劳动人口的重要部分，她们同时要承担生育与照顾家庭的任务，她们的健康对整个社会的健康发展有重要的作用。所以，正如本文研究结论中所提出的建议，完善和整合影响妇女的医疗健康政策，应值得有关政府部门、学术界和社会服务界认真关注。

罗观翠

2012 年 6 月

目 录

第一章
导 论

第一节 研究背景和研究问题的提出

一 研究背景

社会转型在健康与医疗卫生领域导致的最严重后果是健康需要未得到满足引发了社会问题，因"看病难、看病贵"社会现象所带来的健康需要方面的满足和回应下降，是其中最核心和最突出的问题，并且这个问题在某种程度上扩大了社会不公平和性别不平等的趋势（金一虹，2000、2006；石彤，2002；王绍光，2003、2005；谭琳、李军锋，2003；蒋永萍，2003；郭慧敏，2005）。

健康需要是福利需要的重要组成部分。多依和高夫（Doyal & Gough，1991）的研究表明健康需要和自主需要是人类普世的基本需要。健康的界定是反向定义的，即一个人不生病就可以称为健康，那么作为人类普世的基本需要之一——健康需要就是指一个人不生病，拥有健康身体的需要。多依和高夫指出这种对健康的认知界定是超越文化、国界、阶级和种族差异的，但健康需要的满足却是有差异性的，它与社会条件、文化相对应下的需要指标以及政治经济层面的实践策略有关。

学者对"两岸三地"中国人健康需要的研究也印证了多依和高夫认为健康需要是人类普世的基本需要的结论。研究表明，中国人普遍认同健康是"不可或缺，否则便会对人造成伤害的基本需要"，具有普及性和客观性的特征，需要观念一致；但是健康需要的构成元素以及满足状况有所差别，受个人因素、社会环境、国家制度以及文化传统等因素的相互作用和影响（周健林、王卓祺，1999；王卓祺、周健林、萧新煌，2000；刘继同，2003）。其中，刘继同对广州街道企业就业女工健康需要的研究表明，就业是满足她们健康需要的主要途径，发挥着主要作用；而女工不同的就业形式导致了收入与社会保障水平存在差异，成为最终导致她们健康需要满足程度不同的重要影响因素（刘继同，2003）。国内外的这些研究提示我们，无论男女、无论在什么样的劳动力市场就业，健康需要均是人类普世的基本需要之一，而嵌套在社会环境和国家制度中的就业方式及福利制度是决定健康需要满足状况的重要因素。

由于计划生育国策和人均期望寿命的延长，我国人口已出现老龄化。人口健康统计表明女性较男性有较长的预期寿命，但是女性要比男性更容易得病，具有较高的发病率和残障率，健康状况较差，这是男女在健康上的差异特点（Nathanson，1975；Verbrugge，1979；Bird & Pieker，1999；Arber & Cooper，1999）。这意味着，女性在较长的生存年中，比男性忍受不健康的时间更多，同时健康医疗需要也更多。此外，疾病谱的改变使非传染性疾病的负担加重，药品市场的开放使卫生费用明显增长等，这些变化使作为劳动者和家庭主妇的中国妇女在家庭内外的健康环境都发生了变化。[1] 第二期中国妇女社会地位调查的实证数据显示，我国

---

[1] 钱序、Rachel Tolhurst、陈家应、汤胜蓝：《市场经济与卫生改革对不同性别人群卫生服务可及性的影响》，《中国卫生资源》2001年第5期。

中青年妇女在获得医疗服务和使用各种健康照料资源方面均显著低于男性（姜秀花，2006b）。

二 研究问题的提出

现代福利制度中健康政策与健康需要的关系是，健康政策的最根本目标是改善健康状况，满足民众的健康需要，性质与实质是社会福利政策，国家应承担主要责任。社会成员的健康需要满足被视为健康政策的责任，而健康政策的实质就是满足健康需要的社会安排与制度设计。在中国，"充分利用有限的卫生资源，使用最有效的卫生措施，最大限度地满足人民对健康的需要"是制定健康政策的真正目的。那么，在社会转型背景下，目前的健康政策是否回应和满足了女性群体的健康需要？

从一般意义上讲，社会政策目标是降低社会不平等，帮助最需要帮助的弱势和劣势群体，实现社会平等和社会公平（王绍光，2005）。社会政策的这一研究取向，令我们将研究目光投向社会转型背景下出现的新城镇劣势女性群体。

社会经济转型和经济增长方式的转变，带来了严重的城市失业、下岗问题。在劳动力市场供过于求矛盾尖锐的情况下，传统的占绝对主流的正规化就业模式日益被正规就业和非正规就业①的二元化就业模式所取代（薛昭鋆，2000；胡鞍钢，杨韵新，2001；李烨红，2003；李强、唐壮，2003；周文兴，

① 正规就业和非正规就业的概念最早由国际劳工组织在20世纪70年代初提出。各国根据本国国情，又对此概念进行了界定，所以各国非正规就业和非正规就业的界定存在较大的差异。国际劳工组织曾对其特征进行了归纳：（1）市场容易进入；（2）依赖于当地资源；（3）家庭所有制；（4）小规模经营；（5）劳动密集、技术含量低；（6）从正规教育系统以外获得技能；（7）不规范的、竞争的市场（Bangasser，2000）。我国政府官员以及一些学者对此也有"灵活就业"、"弹性就业"的提法。

2005），有学者预计非正规就业的比重将在今后 10～15 年超过 50%，成为我国就业的最主要模式（胡鞍钢、杨韵新，2001）。劳动就业市场的转型将会在城市的就业结构和社会结构中得到反映。

在劳动就业市场转型的过程中，女性在就业领域更易受排斥，体制变革取消了原有体制对女性的保护和照顾，市场经济无视女性的特殊利益，仅仅以劳动力尺度衡量包括女性在内的一切劳动力的价值，女性劳动力因结婚、生育等成为经营者眼中的劳动力的高成本投入、低效益回收的一种因素，首先被拒弃、裁减，并且压低其劳动报酬使其利益保障至最低限度（张宛丽，1997）；另一方面经营者又把女性当做廉价劳动力，最大限度地吸纳到非正规就业中，以求得最大利润。因此，女性在经济结构调整中有向第三产业"聚集"的趋势，并且出现因技术进步对低技能工作岗位的威胁等因素所导致的大量女性非正规就业（金一虹，2000、2006）。许多发展中国家的实际调查都表明，在其劳动力市场上，女性更容易成为非正规就业者，我国第二期妇女社会地位调查也反映了同样的趋势（谭琳、李军锋，2003）。根据全国妇联和国家统计局所做的第二次妇女地位调查，2000 年女性从业人员中非单位就业的比例为 52.12%，超过了半数，比男性高 12 个百分点。"非正规就业的女性化"或者说"女性的非正规就业化"① 在中国已是不争的事实（国家发改委产业发展研究所，2006；金一虹，2006；王红芳，2006）。

伴随着经济体制改革与社会转型的发展变化，中国的社会保

_____

① "非正规就业的女性化"或者说"女性的非正规就业化"有两种表现，一种情况是，在非正规就业的就业人口中女性的比例高于男性，这可以明显反映出女性非正规就业的倾向高于男性；另一种情况是，虽然在非正规就业群体中女性绝对规模不多于男性，但是从女性就业的总量上来看，女性非正规就业者在所有女性从业人员中的比例高于男性非正规就业者在所有男性从业人员中的比例。

障（社会福利）制度①也进行了改革，目前已初步建立了以社会保险为核心，包括社会救助、社会福利及优抚安置在内的城市社会保障制度（郑功成，2002）。但是，中国现有的社会保障制度具有明显的工作福利的特点，享受福利的权利与劳动关系有直接的关系，非正规就业者在劳动关系方面的"非正规"性使这个群体在获得社会保障方面面临机会不平等，他们所面临的生活风险无法通过社会化机制来化解（蔡昉，2000、2001、2004；陈淮，2001；黄乾、原新，2002；Anna M. Han，2004）。大量女性进入非正规就业领域致使其利益受损，从这个角度来看，在社会转型的过程中，当代中国女性社会群体的社会经济地位状态，验证了曾被西方学者讨论过的工业化社会结构转型中较普遍的两个命题：第一，在"女性地位机会增加"（第一个命题）的同时，两性社会经济地位的差距在不断扩大；第二，不仅存在"女性地位分布的边缘化"（第二个命题）问题，同时出现了女性整体地位的弱势化问题（张宛丽，2004）。换句话说，城镇非正规就业女性具有劳动能力，但在市场竞争中处于相对不利的劣势地位和边缘化状况，遭受系统和制度性的不公平对待，是社会转型背景下出现的新城镇劣势女性群体。

　　在中国社会转型变革中大量女性选择了非正规就业的背景下，非正规就业女性的健康需要满足状况如何？她们通过何种资源来满足自己的健康需要？一般来说，福利需要满足的途径有三，分

---

① 在西方文献中，social security（社会保障）的外延要小于 social welfare（社会福利），一般指国家或立法保证的、旨在提高收入安全性的制度安排。而广义的"社会福利"制度指国家和社会为实现"社会福利"状态所做的各种制度安排，包括增进收入安全的"社会保障"的制度安排（尚晓援，2001）。而中国把在西方以社会保险为主要内容的"社会保障"理解为社会福利制度的主体，现实中的社会保障以社会保险为中心，包括社会救济、社会福利、优抚安置和社会互助以及个人储蓄等保障。社会保障的外延大于社会福利。本研究赞成和主张"大福利"概念，认为社会福利的外延大于或等于社会保障。本书中的"社会保障"和"社会福利"概念，除了特别说明，均指广义的社会福利，是在公共资金的支持下按照社会成员的实际需要来提供物质产品或服务的制度和过程，这些需要对维持一个社会来说是最基本的（Barber，1999；关信平，2006）。

别是家庭、市场和国家（Rose，1986；Evers，1988、1993）。个人努力、家庭保障和邻里互助是非正规福利的核心；市场提供就业福利；国家通过正规的社会福利制度将社会资源进行再分配。因为就业的非正规性质，非正规就业女性能够得到的由市场所提供的就业福利是微薄的，而家庭与个人化处境具有很大的异质性，因此，国家所提供的社会保障福利就成为非正规就业女性健康需要满足的主要途径，成为非正规就业女性健康需要满足的政策议题实质。① 由于过去的数十年中，我国的医疗保障服务体系主要覆盖职业层次相对较高的群体，大多由传统的正规就业领域享有，而"非正规就业女性化"的就业格局，也相应地导致了在医疗保障服务的享有水平上的"男高女低"格局；而在"男人是一家之主"、"家庭的顶梁柱"等传统家庭角色观念的影响下，许多家庭的健康照料资源也都纷纷向男性倾斜，女性的健康照料需要则被置于次要的地位。② 由此可见，非正规就业女性的健康需要满足情况与其所处的就业市场和社会福利政策有着密切的关系。

那么，作为社会转型背景下出现的新城镇劣势女性群体，非正规就业女性的健康需要是什么？现有的健康政策是否满足了她们的健康需要？什么样的健康政策有利于她们健康需要的满足？这是既有意义，又十分重要的来源于现实的研究问题。但是，作者进行了相关文献回顾（见第二章）后发现，现有研究对中国非正规就业女性健康需要的关注很少，特别是健康政策对健康需要满足和回应研究是一个资料缺乏、研究成果很少的领域，迄今很少有人把城镇劣势女性健康需要及政策回应放在社会转型的时代图景中予以考察。

---

① 家庭、市场和国家三方都会引致非正规就业女性健康需要满足水平的差异，但"并非所有的这些差别都代表了不公平，只有那些可以避免和不应有的差别才被认为是不公平的"（Whitehead，1992）。无疑，我们只能从可避免的影响因素中找出导致健康需要满足状况不公平的真正缘由。

② 贾云竹：《老年人健康状况及家庭照料资源的社会性别分析》，《浙江学刊》2008 年第 3 期。

第二节 研究视角的选择和研究目的

一 研究视角的选择

社会福利政策中的议题都和两性有关，健康政策也不例外。如果忽视女性的经验或缺乏以女性为中心的思考，政策的拟定和规划仍将成为男性优势文化下的产物，继续父权制社会中不平等的权利关系。以西方女性主义理论的一个中心概念——社会性别，发展出的社会性别理论已经成为人们关注的一个范畴和研究领域，给我们提供了一个解决社会性别问题的思维方法，对改变以往的两性观念和政策措施并使之更趋公正和完善起到了不可估量的推动作用。

社会性别作为一种社会机制，通过建立对个人的社会期望来影响个人的社会生活。从一定意义上说，社会性别不仅体现一种社会关系，也是社会结构的一个方面。一方面，社会性别理论认为男人和女人在社会中发挥着不同的作用，认为女性与男性的生活存在差异性，因此两性的需要、经验以及他（她）们的实际利益也有不同。长期以来，女性的需要是通过父权制由男人从男性角度界定的（Dominelli & Mcleod，1989）。另一方面，社会性别理论为理解、评价和改变社会福利和社会保障政策提供了一个富有价值的视角，为纠正传统的社会政策只重经济结果本身而忽视社会关系的形成过程做出了积极的努力，尤其是在社会中女性的需要和权益与现行福利政策之间的内在联系方面（Gilbert & Terrell，1993）。因此，基于研究对象是非正规就业的女性从业者，要考察她们的健康需要和政策对其需要的满足状况，本研究尝试用社会性别视角来展开研究。

以往对非正规就业群体的研究较多地集中在外来务工者身上（万向东，2009），实际上，城市就业者中也存在着一个庞大的弱势群体，他们主要包括下岗失业后再就业的职工和从初始就业起即一直以临时工、散工和小时工等方式短期低薪就业的普通城镇非正规就业者。对于农民工和下岗再就业者，已有的研究体现了问题意识和人文关怀的统一，但对于历史上已有的普通城镇非正规就业者①，特别是近年发展壮大的城镇非正规就业女性关注较少。因此，本研究主要探讨城镇非正规就业女性的健康需要状况，以及它是否能够通过既有的健康政策得到满足。本研究的重点是立足社会性别理论，以社会性别视角分析当前的社会事实：社会转型中城镇非正规就业女性健康需要状况及健康政策对需要的回应。在实证研究的基础上探讨与妇女就业模式转变趋势相适应的健康政策选择。社会（福利）政策的研究具有不同的取向和方法，可以社会议题、社会问题、社会群体、社会服务或人们的生活和直接的经历为研究出发点（Erskine，2003），具体地分析每一个问题的来龙去脉，找出问题的根源或症结，然后提出具有可行性和可操作性的政策建议。本研究采用了最后一种取向，以城镇非正规就业女性对健康的体验和经历为社会政策研究的出发点。

二 研究目的

本研究的目的之一，是以社会性别理论为研究视角，考察当前社会转型中社会政策（健康政策）与城镇弱势女性（非正规就业女性）群体健康需要的关系。本研究的目的之二，是考虑是否

① 迄今为止，在中国，以各种社会保险为主体的社会福利政策改革的思路，基本上还是以户籍为基础的，各地区对非正规就业人员社会保险的探索也不例外。在制度建设的过程中，将非正规就业人员按照户籍划分为城镇非正规就业人员（指具有城镇户口的非正规就业人员）和外来务工者，分别建立不同模式、不同保障水平的社会保险制度（陈敦贤，2005；辛洪波，2006）。虽然劳动保障部颁布的《关于城镇灵活就业人员参加基本医疗保险的指导意见》中并没有指出城镇灵活就业人员只是具有城镇户口的灵活就业人员，但是《广州市城镇灵活就业人员医保参保登记条例》明文规定参加医疗保险灵活就业人员是指本市城镇职工基本医疗保险统筹区域内、符合本市基本养老保险参保缴费年龄范围并具有本市城镇户籍的人员，而将非户籍的灵活就业者排除。也就是说，虽然同为非正规就业人群，城镇灵活就业人员和外来务工者被纳入了不同的制度体系。

有可能找出中国所采取以需要来推动社会政策的行动策略，使之既能较好地回应社会需要，又能符合中国的制度实情。

本研究的具体目标是：

（1）描述和分析广州非正规就业女性的健康需要及其满足状况。

（2）在对既有健康政策进行分析和梳理的基础上，探讨健康政策对城镇非正规就业女性健康需要的回应情况。

（3）探讨健康政策的改善方案和政策建议。

第三节　研究意义

以社会性别理论为研究视角对中国的女性福利需要进行研究，可以引出很多值得研究的课题，其中，以实证的方法，通过社会性别的视角来对非正规就业女性的健康需要和政策回应进行研究和诠释，特别是针对社会福利政策中健康政策对非正规就业女性健康需要满足之间的关系研究，是女性社会福利（政策）研究领域中的一个重要议题，更是一个重要的研究任务，具有现实的、理论的和政策的意义。

一　现实意义

关注非正规就业女性的社会福利问题具有现实意义。如果说改革转型的目标是提高人民的生活水平并提升人民的权利的话，那么对转型中的中国妇女的健康福利与需要状况进行考察、思考并回答，社会转型则主要体现在健康福利制度方面的转型对女性健康实质是女性利益产生了怎样的影响是十分必要的。在中国劳动力结构调整的背景下，城镇非正规就业女性正面临着福利保障制度环境的变化，她们对作为人类普世性基本需要的健康需要所具有的强烈需要若和现实中的健康保障制度供给发生矛盾，就可能会造成与妇女紧密相关的儿童权益、家庭成员福祉状况以至于社会发展质量的问题，促使社会不稳定因素和社会风险增加。因此，通过考察当前社会转型中城市非正规就业女性的健康需要以及健康政策对其满足之间的关系，深入研究我国非正规就业女性的健康福利问题，有利于解决与社会性别相联系的社会福利政策失调的问题，有助于加强非正规就业女性健康需要的回应，从而提高儿童福利、家庭福利和社会整体的质量，化解社会矛盾与危机，有利于社会关系的和谐。

二 理论意义

本研究的理论意义表现在以下几方面。

其一，丰富了社会福利理论与政策研究的知识系统，弥补了原有社会保障研究对健康政策领域研究的不足。中国社会由改革开放所引发的巨大变革使得社会保障理论的建立更加迫切，而又更为困难，它"甚至比中国落后的社会保障制度现状还要落后"（郑功成，2000），即社会保障理论与政策研究迄今仍然落后于中国社会保障制度改革的需要。作为国内社会保障理论与政策研究的重要议题，健康政策的研究迫切而具有意义，非正规就业女性健康需要及健康政策对其回应的实证研究，丰富了对健康政策领域的研究。

其二，本研究以健康需要为线索，分析当前社会转型中城市非正规就业女性健康需要及健康政策与健康需要满足之间的关系，探讨了健康需要满足的国家层面的制度回应，丰富了健康需要与社会政策领域的研究，发展了社会政策研究基于需要—满足的理论分析路径。

其三，本研究将发端于西方的社会性别理论应用到中国健康政策的讨论中，一方面丰富和发展了社会性别理论的研究，另一方面也拓展和丰富了健康政策研究的研究方法。健康政策有着强烈的本土属性，非正规就业者健康政策的研究因其目标群体和社会背景的复杂性决定了研究方法不能囿于传统视角以及照搬发达国家的经验来应对。与国外运用社会性别理论来开展社会政策的研究和实践相比，国内应用社会性别理论框架剖析社会政策，特别是健康政策的研究非常不足。而由于缺乏明确的本土化的社会性别理论框架和分析方法，致使不少研究缺乏对深层社会文化体制结构的剖析力度（王政，2001）。因此，以社会性别理论为基础，通过社会性别分析方法考察非正规就业女性健康需要及健康政策对其回应的实证研究，不仅有利于解决与社会性别相联系的健康政策的失调问题，而且丰富了社会福利政策研究的分析路径与研究方法，对建立和发展本土化社会性别分析框架具有重要的参考价值。

三 政策意义

本研究还具有一定的政策意义。社会特定人群的需要往往是社会政策与社会福利提供的基点，但是中国目前既有的社会福利政策对政策对象需要的回应并不理想，更不用说对需要的两性差异进行关注，往往遗漏性别分析，将男女人口视为同质的，具有相同的需要，模糊了两性之间的差别（沙琳，2007）。本研究以社会性别视角来分析特定女性群体的健康需要和健康政策对需要的回应，将政策讨论建立在性别分析的基础之上，为政策制定者和执行者提供了一个理论与政策相关联的分析工具。作为一个在广州开展的个案研究，提供了广州非正规就业女性的健康需要状况及健康政策对其回应的实证依据，有助于政策制定者和执行者在实践中更加合理地分配有限的社会资源来回应其健康需要，从而化解特定人群的健康困境。

第二章
文献与理论回顾

本章为文献检讨和理论回顾部分。本研究关注的是健康需要与健康政策的关系，因此本章的第一节将回顾以往对健康需要的研究；接着回顾健康政策的研究，主要是关注既有文献中从满足健康需要的角度对健康政策所进行的研究和讨论；然后通过回顾社会性别理论的发展来考察社会性别视角对社会政策的研究以及在中国所开展的社会性别研究现状。

第一节　健康需要的研究

一　健康需要的研究

多依和高夫（Doyal & Gough, 1991）的研究认为，不管是什么人种和文化背景，"身体健康"和"自主性"是构成人类最基本的两个需要，并从人类需要满足过程的角度，建构了人类健康与自主两项基本需要及其满足途径（11项中介需要），和以基本需要满足为普世性目标的理论构架（见图 2-1）。

所谓需要的普世性（Universal）是指，当人的需要存在并整合于社会中，表现为整体社会的一种特质时，它就是普世性的了，它并不涉及具体的道德或文化，普遍地存在于社会中。基本需要必须得到某种程度的满足，主体才不会遭受伤害，才能参与他们各自形成的生活及实现其他的价值。基本需要是具有普世性的，

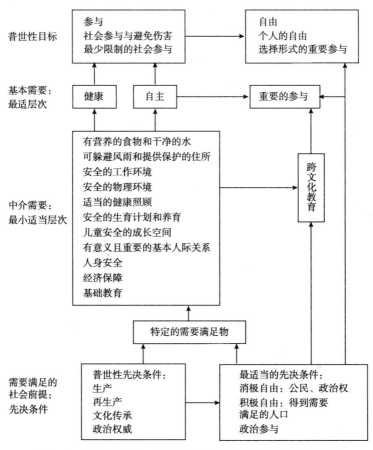

图 2 – 1 普世性目标、基本需要与需要满足社会前提的关系

资料来源：参见多依和高夫（Doyal & Gough，1991：170）。

但是满足基本需要的满足物（物品和服务）常常是相对的，可以因文化差异而有所不同。这些物品或服务，即多依和高夫所说的"中介需要"，包括有营养的食物和干净的水、可以躲避风雨和提供保护的住所、安全的工作环境、安全的物理环境、适当的健康照顾、安全的生育计划和养育、儿童安全的成长空间、有意义且重要的基本人际关系、人身安全、经济保障、基础教育。这些中介需要的满足需要个人的努力与构成社会福利制度的公共和私人的有关项目一起来实现，因此，中介需要可作为执行与社会或民众福利相关政策时的依据（Doyal & Gough，1991）。

Sheaf也认为，在衣食住行用等基本生活需要和温饱问题得到解决之后，现代社会最重要的需要已是健康需要（Sheaf，R.，1996）。

对"两岸三地"中国人健康需要的研究也印证了多依和高夫认为健康需要是人类普世的基本需要的结论。研究表明，中国人普遍认同健康"不可或缺，否则便会对人造成伤害的基本需要"，具有普及性和客观性的特征，需要观念一致；但是，健康需要的构成元素以及满足状况有所差别，受个人因素、社会环境、国家制度以及文化传统等因素的相互作用和影响（周健林、王卓祺，1999；王卓祺、周健林、萧新煌，2000；刘继同，2003）。其中，刘继同对广州街道企业就业女工健康需要的研究表明，就业是满足她们健康需要的主要途径，发挥着主要作用；而女工不同的就业形式导致了收入与社会保障水平的差异，成为最终导致她们健康需要满足程度不同的重要影响因素（刘继同，2003）。

熊跃根的研究指出，公民的健康需要受到多方面因素的影响，其中主要包括：第一，公民的身体健康状况；第二，公民的收入水平；第三，公民参加社会保险的情况；第四，政府提供的医疗服务的可获得性、可近性和质量；第五，就业者单位为公民提供的医疗保险情况；第六，政府对公民使用医疗服务的监督和管理（熊跃根，2009）。

国内外的这些研究提示我们，无论男女、无论在什么样的劳动力市场就业，所有人均有健康需要，而且是人类普世的基本需要之一，但健康需要的满足状况在很大程度上受到嵌套在社会环境和国家制度中的就业方式及福利制度的影响。

二 女性健康需要研究

目前，有关女性健康需要的实证研究不多。由于健康需要和健康状况紧密联系，因此，在涉及女性健康需要的研究中，不少学者通过描述和分析某地区、某类人群、某一年龄阶段的女性健康状况和问题，来推测女性的健康需要及其满足情况。还有一些学者进行了两性健康差异比较研究。国际上，学者们对健康的性别差异进行了比较广泛的讨论，普遍认为，尽管女性较男性有较长的预期寿命，但是女性要比男性更容易得病，具有较高的发病率和残障率，健康状况较差[①]（Nathanson，1975；Verbrugge，1979；Bird & Pieker，1999；Arber & Cooper，1999）。这意味着，女性在较长的生存年中，比男性忍受不健康的痛苦时间更多，健康医疗需要也更多。国内学者的研究也显示了同样的特征（Yu，M. & Sarri，R.，1997；王德文、叶文振，2002）。

与国外研究相比，国内的研究不仅关注不同地区、不同年龄人群中涵盖的性别差异的健康问题，还较多地研究了城乡女性健康的差异，认为城市女性在健康水平和卫生保健服务利用上比农村女性要好（姜秀花，2006a）。也有学者从女性医疗卫生需求的实际满足程度来对女性健康需要展开研究，这部分的研究内容主要关注生育健康领域现存的问题（张开宁，2007）。这些研究表明，女性医疗卫生需求，出于经济原因很难得到满足，贫困阶层连最基本的医疗卫生服务都享受不到（孙菊、宋月萍，2008）。

国内大多数研究集中在对我国健康状况性别差异的现状描述和分析上，这些研究路径似乎暗含这样一种假设，即纠正医疗保健利用的不公平就可改变两性健康状况方面的差距，对健康需要以及需要满足性别差异背后的深层次原因探讨得不多。

第二节　健康需要满足与健康政策

需要的满足除了靠自己追求外，社会制度的提供也是一大助

[①] 中国的健康数据同样显示了这一特征（孙菊、宋月萍，2008）。

力。上节我们回顾了"健康需要"研究的相关理论和文献，接下来我们将要讨论"健康需要满足与健康政策"的相关研究。

一 健康政策与健康需要满足研究的两大视角

（一）关于健康政策和健康需要满足的经济学视角

在经济学家看来，无论是何种健康需要，都会涉及经济效率的问题。经济学视角下的医疗资源是稀缺的，健康政策的目的是达到资源配置的公平性和有效性。在个体方面，健康在社会经济领域所扮演的角色是人力资本概念，即将健康视为能提高消费者满足程度的人力资本财富（Gary Becker，1965）。健康资本能增加消费者满足程度的原因，是其可生产"健康时间"，在此基础上 Michael Grossman 博士提出健康生产函数的概念：消费者在市场上购买各种医疗保健服务，并结合自己的时间生产健康。这是经济学研究医疗需求理论的主要研究方向，经济学将医疗保健需求看成消费者对健康需要的"引申需求"①。因此，政府可借助改变各种生产要素的相对价格，诱导消费者选择最低成本的生产要素组合。健康政策的目标是要生产（促进）健康，在健康生产函数的概念下，要达到同样的健康产出水平，可以通过不同健康生产要素之间的替代，降低生产健康的成本支出。②

---

① 需要（needs）的概念常和需求（demands）、欲求（want）等概念联系在一起。需求指的是能够用货币支付的需要，经济学上也称之为有效需要。社会福利中的（demands）需要概念和市场交换中的需求是不同的（Plant，1991），需求是依据经济所得的多寡而框定的。由于是在市场体系中运作，因此，个人财富的多寡或经济能力的高低便成为解决个人需求的先决条件，而需要强调的是必须性。有学者认为需求与需要二者的区别在于需求只是表达了一部分需要（杨伟民，2004）。需要（need）和欲求（want）的区别则在于是否造成伤害。需要作为人类生活重要的基础应予以优先满足，否则人的生活就会受到伤害（Steward，1985、1996），生命意义被损害（Edwards，1987）。

② 刘丽杭、王小万：《经济学视野下的健康与卫生政策研究》，《中国卫生经济》2005 年第 5 期。

近年来，面对医疗保健中存在的不确定性，医疗保险市场上存在的信息不对称、道德风险和逆向选择等问题，经济学家开始运用公共产品理论和信息经济学进行分析，这些研究将经济学的基本概念和分析方法用于健康决定要素和提高健康产出水平相应的政策选择之中（Fuchs，1996、2000）。

（二）关于健康政策和健康需要满足的社会政策视角

20世纪80~90年代，"社会政策发现了在它的主题范围内将需要界定为中心的重要性"（Hewitt，1998）。马卡洛夫曾将社会福利界定为直接或间接地回应人类需要（Macarov，1995），清楚地揭示了人类需要与社会福利政策间的关系。社会福利制度的建立，其本质是用一种社会认可的制度安排方式去满足社会群体成员的需要，成为学界共识（Titmuss，1963；Bradshaw，1972；Doyal & Gough，1991；Gilbert，N.，Specht，H. & Terrell，P.，1993；Hill，1996）。作为社会福利政策中的一个重要组成，健康政策的核心主题必然是回应和满足社会成员的健康需要。

在社会政策学的视野中，健康需要是公民的一项基本社会权利。公民权、人权和公民健康权利理论是健康政策的伦理价值基础。不仅是公共卫生服务，包括公民的基本医疗服务都是国家应当承担的基本福利责任。[①] 医疗卫生服务应该是普及性、去商品化、综合性和连续性的，健康照顾是最大的福利（Feit，1995）。社会成员的健康需要满足被视为健康政策的责任，而健康政策的实质就是满足健康需要的社会安排与制度设计。

国内从社会政策视角对健康需要与健康政策的研究始于2003年"非典"疫情爆发这个关键事件。"非典"疫情爆发后，社会各界开始反思卫生、健康与公共卫生政策的关系，重新考虑健康需要与健康政策的互动关系模式，从社会政策的视角研究健康议题开始逐渐成为学界的研究主流，重构现代公共卫生政策框架也开

---

① 刘继同：《健康照顾与国家责任：公共卫生研究典范转变与重构公共卫生政策框架》，《人文杂志》2005年第6期。

始成为国家公共政策议程的优先和核心议题（王绍光，2003、2005；刘继同，2005；唐钧，2008）。王绍光指出，处在社会转型中的中国，卫生政策和医疗服务已成为制度性不平等的集中反映，违背了降低社会不平等、帮助最需要帮助的弱势和劣势群体、实现社会平等和社会公平的社会政策目标（王绍光，2003、2005）。医疗卫生和健康服务领域是一个非常特殊的社会领域，在这里，市场经济理论中的"价格机制"通常是失灵的（唐钧，2008）。社会转型在健康与医疗卫生领域导致的最重要后果是健康需要未得到满足引发了社会问题。健康需要是健康政策框架设计与医疗服务体系运作的基础，但国内对其研究十分匮乏，中国健康需要研究严重滞后（刘继同，2005）。

　　本研究同意这样的理解：现代福利制度中健康政策与健康需要的关系是，健康政策的最高目标是改善健康状况，满足民众的健康需要，性质与实质是社会福利政策，国家应承担主要责任，健康需要的满足不仅是医学技术标准、经济问题，更是政治、社会问题。需要被视做完成政策目的的策略性工具，基于"需要—满足"的理论分析路径把抽象的政策目标化为具体的工具。因此，从需要—满足的角度来分析和探讨健康政策对非正规就业女性群体健康需要的回应，与本研究作为社会政策研究的定位是相符的，也是十分合适的。

二　非正规就业女性健康需要满足与健康政策

　　近年来，越来越多的妇女机构关注健康政策、医疗环境与女性健康需要之间的关系，发现由于女性在健康政策制定和卫生部门中担任决策者的比例不足，使女性得到公共卫生支出与保健资源的机会减少，在医疗健康体系照顾方面处于弱势地位，导致女性的健康需要得不到重视，满足情况不甚理想（CSW，1998）。国内的研究表明，中国妇女的不利社会地位影响了她们健康的状况及其对高质量医疗服务的获取。研究认为，目前的宏观经济和社会政策导向影响了妇女健康需要的满足，并且，如果没有相应的有力措施，这些影响在全球化进程中将进一步加剧（中国妇联妇女研究所，2002）。

在针对非正规就业女性群体进行的研究方面，既有的研究大多关注我国非正规就业女性的社会权益和福利政策问题。这些研究，大多是结合中国改革实践与社会发展进程的经验性研究，研究的方法以资料及文献分析为主，侧重非正规就业女性社会福利现状和相关福利政策的分析，描述研究较多。研究表明，非正规就业女性大多处于低社会保障的生活处境，女性特殊的健康福利，比如生育保险、产假、四期保护等基本上没有享受，健康福利满足不理想。非正规就业女性社会福利权益受损主要是福利制度不完善以及相关女性福利政策执行不到位导致的（金一虹，2000、2006；石彤，2002；谭琳、李军锋，2003；蒋永萍，2003；郭慧敏，2005；王红芳，2006）。针对福利制度设计问题，有研究者指出，非正规就业者低福利、低保障的重要原因是社会转型过程中制度供给缺失和社会保险管理方式的滞后，而制度缺失的背后则是政府制定公共政策的价值理念的缺陷，既对弱势群体困境和需要缺少足够的关注，同时也存在性别视点的盲缺，认为应根据非正规就业的性别特征，完善非正规就业女性的社会福利政策和法规（谭琳、李军锋，2003；金一虹，2006；唐斌尧，2006）。

遗憾的是，这些对非正规就业女性的研究较少涉及非正规就业女性的健康需要，虽然有学者认识到非正规就业者中女性偏多、男女两性的福利需要有所不同的事实（王红芳，2006），针对灵活就业人员基本医疗保险需要的影响因素进行了分析（毛瑛等，2006），提到这方面需要政策制定者和研究者积极关注（金一虹，2006），但只是点到即止，未曾深入，更缺少基于健康需要及其满足的分析路径对女性健康政策展开的实证研究。

第三节　社会性别与社会政策

社会性别视角是近年来理解、评价和改变社会福利和社会保障政策的一个富有价值的视角，为纠正传统的社会政策只重经济结果本身而忽视社会关系的形成过程作出了积极的努力，尤其是社会中女性的权益和现行福利政策之间的内在联系方面（Neil Gilbert & Paul Terrell，2002）[①]。

一　社会性别：揭示两性关系的一个中心概念

社会性别（gender）一词最初是由心理学家罗伯特·斯托勒（1968）所提出的，斯托勒运用社会性别来描述两性人面对的在生物学意义上的性别与他们（她们）出生时被认定的性别或他们（她们）自己定位的那个性别类别并不相符的处境。亦指与生理性别（sex）相对，将性别差别的社会文化意义从其生物学基础上区分出来的概念。社会性别后来被女性主义者[②]在第二次女性主义运动时期广泛运用，从那时开始，它就不再是一个简单的词，而被作为一个分析类别，用来解释女性气质的社会构成，并从社会性别的相互关系的角度来分析男性权力和男性特权得以维持的原因，并进而成为西方女性主义理论中的一个中心概念（刘霓，2001）。

---

① Neil Gilbert 和 Paul Terrell 在《社会福利政策导论》一书中把社会福利政策研究的视角归纳为制度视角、分析视角、政治视角和女性主义视角四种。参见〔美〕Neil Gilbert & Paul Terrell《社会福利政策导论》，黄晨熹、周烨、刘红译，华东理工大学出版社，2003。

② 有的学者有时候将"feminists"翻译为女权主义者，"feminism"翻译为女权主义；但大多数学者或者通常翻译为女性主义者（feminists）和女性主义（feminisms）。在本研究中，女性主义（feminisms）实际上表达多层次、内容丰富的，并且正在发生变化的各种各样的女性主义理论和实践，包括自由主义女性主义、马克思主义女性主义、激进主义女性主义、后现代女性主义，以及第三世界女性主义等的理论与实践。

事实上，最早发现性别社会差异的是著名人类学家米德（M. Mead）。她曾深入新几内亚的三个原始部落，发现这些部落各自存在着相异的性别特质，通过对这些部落性别与气质的考察得出"两性人格特征的许多方面（虽不是全部方面）极少与性别差异本身有关，就像社会在一定时期所规定的男女的服饰、举止等与生理性别无关一样"的结论，进而提出"人非生而为男女"的著名论断，首次揭示了性别的社会性，指出两性差异不是生物的，而是社会的（Mead，1935）。

1949年，西蒙·波伏娃（Simmor De Beauvoir）在其《第二性》中写出了那句著名的女权主义宣言"女性不是天生的，是后天造就的"，并对这个观点作了系统阐述。她认为除了天生的生理性别，女性的所有"女性"特征都是社会造成的。男性亦然。波伏娃还进一步在性别社会的概念化中揭示了其中的等级关系。她认为，男女之间是一种不对称的、不平等的关系。相对于男子，女性是他者，是第二性的。妇女是男子定义的，在传统的二元对立关系中是客体，与作为主体的男子相对。

作为最早在性别和社会性别之间作出明确划分的学者，欧克莉（Ann Oakley，1972）采纳了性别角色理论[①]的研究成果，即人在生物学意义上的性别与他们以后的性别定位并不一定相符，从而区分了 sex "生物性别"与 gender "社会性别"为两个不同的概念。与以往理论不同，欧克莉所界定的社会性别并不否认两性的生理差异，其所强调的是两性后天性格特征的社会化塑造过程。她将性别定义为表示生物学意义上男性和女性的解剖学和心理学的特点，而社会性别是社会建构的男性气质和女性气质（刘霓，

---

① 性别角色概念来源于社会学中的社会角色理论。它是指社会针对具有不同生物性别的人所制定的，足以确定其身份与地位的一整套权利、义务的规范与行为、表现的模式。有学者认为社会性别的概念是以平等权为核心的女性主义概念和以男性特征和女性特征为核心的性别角色概念殊途同归最终演化成的（杨雪燕、李树茁，2006）。

2001）。欧克莉指出男性气质和女性气质不是由生物学性别所限定的，而是通过社会、文化和心理的影响形成的，这种影响在特定的社会和特定的时间中，在一个人成长为男人或女人的过程中无所不在，她将这个过程称为"社会性别化"（gendering）（Ann Oakley, 1972）。

在政治学层面上，女性主义学者发现社会性别是一种压迫妇女的体制化、系统化的社会关系，是一种男性控制女性的权力结构。盖尔·卢宾（Gayle Rubin, 1975）在《女人交易：性的政治经济学初探》一文中将社会性别与目的在于生育的性行为联系在一起，将两者归入一个概念，首次提出了"性与社会性别制度"（sex/gender system）的概念，对两性不平等关系进行了深层剖析。卢宾认为社会性别制度建立在男性统治女性的父权制的基础之上，是以男性为中心的体制。这种体制规范了两性关系，控制着人类的生活和道德观念。按照卢宾的观点，每个社会都有一个性与社会性别制度，它并不隶属于经济制度，而是与经济政治制度密切相关的，有自身运作机制的一种人类社会制度。

在对社会性别概念的论证中，不少女性主义者总是将它与权力联系在一起，她们指出，通过社会性别，权力被系统地进行了安排。男子气质标志着权力和权威，在所有社会中，政治权力和道德权威都被男性垄断着。比如费尔斯通（Shulamith Firestone, 1970）在她的《性别的辩证法》中就曾指出：社会性别的差别影响着我们生活的每一个方面，这些差别是在男性占支配地位的社会中一个精心组织的体系，"女性主义的理论任务就是认识这一体系，而其政治任务便是终结这一体系"。凯特·米利特凯（Kate Millett, 1969）在《性的政治》中写道："性别之间的统治深深扎根于我们的社会结构之中。这种统治比任何一种被隔离的方式更加牢固，比阶级的形成更加无情、更一致，而且毫无疑问也更长久……父权制作为一种制度，是一个社会常数，这个常数贯穿其他所有政治、经济和社会的形式。"因此,只有通过人类意识形态的变革,消灭男性中心主义思想和机制,才能实现女性的解放(李霞,2005)。

在此后关于社会性别的研究中,研究者通过强调社会性别与阶级、种族和其他权力形式的相互联系,来分析社会性别纷繁复杂的社会、心理和文化层面的能动性,对社会性别进行更为详尽的阐释,从而大大丰富和发展了社会性别理论。琼·斯科特(Joan W. Scott,1998)在《社会性别:一个有助于历史分析的范畴》中指出,"社会性别是诸多社会关系中的一分子,是基于能观察到的两性差异之上的";"社会性别是代表权力关系的主要方式","社会性别是权力形成的源头和主要途径"。斯科特将"社会性别"描述为一种"分析范畴"。她强调社会性别是"基于可见的性别差异之上的社会关系的构成要素,是表示权力关系的一种基本方式"。后该说法被《英汉妇女法律词汇释义》中作为社会性别的定义收录,该词条进一步解释道:"社会性别一词用来指社会文化形成的对男女差异的理解,以及在社会文化中形成的属于女性或男性的群体特征和行为方式。尽管将社会性别和生物性别截然区分开来是困难的,但是在概念上的区分是很有价值的。社会性别的概念能够清楚地表明,关于性别的成见和对性别差异的社会认识,绝不是'自然'的……作为一种社会构成,它是可以被改变乃至被消除的"(Sharon K. Hom,1995)。

社会性别作为一种认识社会现实的分析工具也引起了广泛的关注。研究者通过分析人在不同社会背景中所经历的社会性别化的经验与实践,用更为复杂和精确的阐释方法,将社会性别概念大量运用到对两性不平等关系的分析中,使其成为一个重要的"分析范畴"。从20世纪80年代开始,不断丰富和深化的社会性别概念成为研究性别平等的一个基本的分析方法,各个社会领域通过社会性别的透视,剖析了原有的观念和知识,关注社会性别差异以及纠正差异的意识逐渐兴起。社会性别已经成为与阶级、

23

种族并列的为人们关注的又一种社会关系和分析工具，在联合国和其他许多地方成为一个分析范畴和研究领域[①]，对改变以往的两性观念和政策措施并使之更趋公正和完善起到了不可估量的推动作用。

回顾以上"社会性别"概念的起源和发展，可以发现，社会性别概念实质是揭示两性关系的一个中心概念，为我们提供了一个解决社会性别问题的新的思考方向。

二 社会性别：研究社会福利政策的一个分析视角[②]

运用社会性别视角对社会政策进行分析是从女性主义对福利国家的研究中发展起来的。[③] 社会性别与福利国家的关系是双向的（Orloff，1996；Pascall，1997），一方面，性别关系具体化为性别分工、强制的异性恋、男性气质与女性气质和母性等，深刻地塑造了福利国家的特征；另一方面，社会给付制度、国家补助和社会保险计划，以及我们称之为福利国家的公共服务等社会福利制度体系，又以不同的方式影响着性别关系（杜平，2008）。

西方国家的福利（社会保障）制度是建立在传统的性别分工

---

① 与其他理论大多仅限于学术界的探讨与应用不同的是，社会性别得到了国际组织以及各国政府的普遍认可，其作为一种分析范畴也被加以倡导和运用。社会性别意识已经纳入联合国的人类发展统计指标，成为衡量各国发展程度的指标之一。为了推动社会性别平等的实现，联合国妇女权力委员会、联合国开发署、世界银行、福特基金会等许多国际组织大力推动与各国政府的合作，通过社会性别主流化（gender mainstreaming）倡导，参与制定有利于两性平等的政策和法律法规，在公共政策的实施和改革中，力争从社会生活的各个层面寻求和实践真正意义上的性别平等。具体可参见联合国《第四次妇女问题世界会议的报告》。

② 该部分内容参考刘春燕、杨罗观翠：《性别与福利——对福利政策社会性别分析的评述》，《妇女研究论丛》2010年第4期。

③ 女性主义与社会性别理论的关系似乎可以理解为：女性主义在很大程度上被视为一种意识形态和政治纲领，而非理论体系。随着女性主义在学界和政界的发展，社会性别理论逐渐成熟，并成为女性主义的理论基石。也有学者认为，如今社会性别理论已经脱离女性主义范畴，性别研究也已经发展成为一门独立的学科（杜平，2009）。

之上的[①]（Jane Lewis，1992）。换句话说，社会性别的不平等被制度化了。社会政策基本上是维持社会性别结构的。女性主义从社会性别分析的视角，将社会福利与福利国家的发展看做性别政治的产物，认为福利国家和社会政策发挥强化传统家庭形式和性别角色的作用。

女性主义从"妇女议题"的角度出发，以"男性"为目标来争取与男性平等甚至相同的地位，逐渐演变到从"性别议题"的角度，强调多元性和差异性，打破单一的性别对立范式来对福利政策进行分析和研究，其核心策略的演进[②]，从"相同"（sameness）到"相异"（difference）再到"转化"（transformation）（Sylvia Walby，2005），相伴一系列相关概念与理论的提出，标志着社会性别视角逐步趋向成熟。

早期西方女性主义学者在将性别取向应用到对福利国家的分析时指出，福利国家基本上是按照成年男性产业工作的形象设计的，女性被设定为家庭照顾者的角色，女性相对于男性处于较为

---

① Lewis 探讨了不同家庭性别分工模式与社会福利制度之间的关系。他将欧洲国家的社会福利制度分为三类，第一种社会福利制度建立在男性负担家计的假定基础上（英国为代表）、第二种建立在双重负担家计模式的假定基础上（北欧诸国为代表）以及第三种介于前两者之间的修改型模式（法国、英国），进行比较后发现性别分工模式与福利国家制度有密切的关系。

② 社会性别主流化策略内涵有许多不同的阐述，英国研究者 Booth 与 Bennett（2002）整理出平等观点（equal treatment perspective）、女性观点（women's perspective）、性别观点（gender perspective）三种互补的观点。平等观点讲求在公领域中男女权利的平等与机会的平等，重视立法上的改革。女性观点认为女性在社会中处于弱势，因此需要为女性提供特殊的社会制度，以改变制度性歧视的现象，其重视结果的平等。性别观点则主张男性与女性有多元不同的需要，再者，不同阶级、族群、国籍、宗教、年龄、生命周期、身心障碍状况的女性也有多元不同的需要（同样也可应用于男性）。因此，主张发展出一种具有性别敏感度的政策制定方式；同时其也强调男性与女性在公领域及私领域所负担的责任能有更公平的分工，因此不只是女性，男性也需要共同参与这种社会制度的改变。此种观点一方面重视多元性与异质性，另一方面也以性别（gender）取代女性（woman），将男性的生活也纳入讨论（Booth & Bennett，2002）。

低下的地位。以自由女性主义（liberal feminism）为代表的女性主义者对传统的基于生理性别的差异而轻视、贬低女性能力的思想进行了批判，反对"男公外"、"女私内"的家庭模式，把斗争的目标集中在对不平等地位的谴责以及男女共性的强调上，运用"相同"策略来争取性别平等，认为女性的潜能与能力并不低于男性，主张男女应有同样的机会和权利，享有平等的社会地位（Banks，1993）。在妇女运动中，自由女性主义要求政府通过政策法规的改革，为妇女提供投票、教育及平等就业的权利，以协助她们破除社会上性别歧视的恶习及对女性的不利成见，提高女性的地位。早期，自由女性主义对性别平等的确有重要的贡献，到20世纪中期至后期大部分西方国家都在某种程度上推行了一些反性别歧视的条例。现代资本主义社会已全面接受了自由与机会平等的概念，所以自由女性主义提倡的男女机会均等较容易得到社会的共鸣。但该策略有其局限。第一，自由女性主义者倾向于将女性等同于男性，从如何给予妇女和男人一样的权益的观点出发，即只想要融入主流，却未反省主流经常是父权观点的产物，政策和制度本身就只看见男性的需要，没有关注导致两性不平等的深层社会原因（Rees，1998）。第二，过分强调"平等对待"（equal treatment），以男性为标准，忽略了男女的差异和性别角色实际处境的差异，只达到形式平等的层次，即便争取到平等的权利与机会，导致最后仍然得到不平等的结果。

"相异"模式则特别关切女性因不同于男性而产生的"不利"之处，例如家务、托育、照顾等束缚。因此这个模式下的政策主张反映在各种"积极行动"（positive action）之上，通过制度设计（针对女性的特定需要提出支援，或是直接干预政策结果等方式）来解除绑住女性的负担，让女性可以在与男性实质平等的条件下发展，以促进男女实质结果的平等（equal outcome）。但该策略模式基本上仍是设法让女性适应（fit in）一个原本由男性主导或占据的结构，很难去撼动建构这些差异背后的父权结构，以及单一性别内的各种差异（族群、阶级、年龄、性倾向等的不同）。例如提倡改善幼儿服务、减轻妇女照顾家庭的重担，提出家务社会化策略，使女性可以从家务劳动中解放出来。但政策的出发点往往把兴办幼儿园、托儿所看成减轻了女性的负担，仍然把照顾孩子看成女性"分内"的事，保留了女性主内的"照顾者"的角色，而没有让男性分担照顾孩子和家务劳动的责任，不自觉地巩固了女性的传统角色。因此，在争取性别平等的政策过程中，这一途径虽然具有设定新议程的能量，却仍有将女性、男性本质化的倾向（彭渰雯，2007）。

上述两种模式在呼吁两性平等，为女性争取权利方面都发挥了重要作用。然而，传统的社会性别角色并没有改变，女性受压迫的地位没有发生根本变化，这引起众多女性主义者重新思考平等问题：平等不只是一个形式问题，要彻底改善不平等状况，光靠形式上的认同是不够的，必须寻找两性不平等的深层根源，也就是向传统的父权制社会制度和结构发难。

激进女性主义对性、性别角色、家庭制度进行了深入的批判，认为世界上一切性别压迫的根源都是制度化的性别不平等，这个不平等的制度就是"父权制"（Millett，1985）。马克思主义女性主义则认为私有制和阶级是妇女受压迫的根源所在。社会主义女性主义吸收了以上两种流派的观点，认为男女不平等是一个社会结构的问题，社会性别是一种压迫妇女的体制化、系统化的社会关系，是一种男性控制女性的权力结构。社会性别概念的提出和其理论的发展，改变了人们对两性差异的认识，帮助女性主义者们认识了父权制社会中不平等的权利关系，强调"性别差异"的社会性别观根本是社会构建的，并且是可以改变的。在一定意义上，揭示父权制下两性关系本质的社会性别概念的产生，促使女性主义者不再盲目地以男性的标准和价值来衡量女性自身，而是开始关注怎样把女性从传统的社会束缚中解放出来。"女等于男"的平等以及忽视女性之间差异的"一刀切"令所有妇女都有相同待遇，但这不是真正的平等，真正的平等是按各人的需要而提供适当的资源。以后现代女性主义为代表的女性主义者主张对女性以及她们利益多元性的政策必须建立在多元化（diversity）与差异（differences）观念和实践的转变上，以适应女性经验的多样性，即"转化"的策略模式。该模式以差异政治（politics of difference）①的角度，企图从多元的观点，转化结构制度的男性中心取向（androcentricity）。希望从性别的角度，观察到不同性别的差异，甚至看到"男"、"女"内部都有阶级、族群、年龄、性倾向等各种多元属性的差异，也就是 Fraser（1997）所称的"多种交会的差异"（multiple intersecting differences）（彭渰雯，2007），根据"多元"与"差异"的需要，对政策和制度进行重新设计和计划。从而建构一个尊重多元文化、尊重差异并追求公平正义的社会。

三 性别需要：分析社会政策的一个重要维度

社会性别是社会建构的，这仅仅是社会性别的一个基本立场，在这个立场之上，它包含着性别差异（在当今诸多社会都表现为性别不平等）、性别等级、性别规范、性别分工、性别身份以及性别需要（Gender needs）等多个含义丰富的维度，这些维度对于以社会性别视角分析社会政策十分重要。女性主义对西方福利国家的福利政策持否定和批判态度，认为传统的社会政策研究都忽视了社会上的性别分工问题，也无视妇女的独特生活经验和需要（Hilary Land，1976、1980）。从社会性别视角进行的研究展现了社

---

① 差异（difference）是后现代女性主义探讨的一个重点。后现代女性主义指出性别差异是一个社会建构的分歧，事实上所有差异，如男/女、白人/黑人、年轻/年老、健全/伤残、本地人/新移民，都并非建基于一些实质的元素。在一个以男性为中心的社会男性被视为"正常"的一群，一切与"正常"男性不同的都会被视为"异类"（the other），这些异类的需要和声音都得不到重视。我们的社会太习惯这种二分法的逻辑（binary logic），非白即黑，非男即女，这个二分的背后隐藏了明显的高低之分，正是这种"差异政治"建构了女性的弱势处境（参见陈锦华，2007）。

会福利制度对处于劣势地位的女性排斥的过程，认为福利制度不仅没有及时和有效地回应妇女的特别需要，而且强化妇女的角色定型，加剧了性别差异和不平等（George & Wilding，1994；Williams & Oakley，1999）。

社会性别理论认为男人和女人在社会中发挥着不同的作用，认同女性与男性的生活存在着差异性，因此两性的需要、经验以及他（她）们的实际利益也有不同——这就是所谓的性别利益（gender interests）。莫林诺克斯（M. Molyneux）1985 年提出了妇女利益与性别利益的概念。她认为应该将妇女利益与性别利益区分开来。妇女利益是由生物学因素决定的，具有相对的一致性。而性别利益则是由性别属性在社会影响下发育而成的。她进一步将性别利益区分为现实性别利益（practical gender interests）与战略性别利益（strategic gender interests），认为战略性别利益可以在现实性别利益的基础上得到满足。莫林诺克斯对性别利益的区分为社会性别分析（gender analysis）提供了重要的理论根据。后来，卡罗琳·摩塞（C. Moser）在莫林诺克斯工作的基础上正式区分了现实性别需要（practical gender needs）和战略性别需要（strategic gender needs）的概念（Moser，1989）。

现实性别需要指在现存的社会性别分工下，妇女因已有的社会性别角色所产生的实际需要，例如女性被赋予的母亲、家庭主妇、照顾者等角色义务，因此对于照顾子女、家务等问题觉得特别需要协助。这些需要来自两性现存生产与再生产角色，这些需要的满足将使两性有效完成并继续完成现有性别角色要求，并不挑战现有的两性关系格局。因此，如果福利政策对资源的配置仅仅从妇女基于传统社会性别分工的现实需要来进行，从而使妇女能够完成传统赋予她们的社会性别责任，这自然不能带来妇女地位的提高和权力的增长；相反，这些满足现实性别需要的福利政策和措施有可能会强化传统社会性别角色，使妇女继续被边缘化。战略性别需要是指由于妇女在社会中相对于男性的依附地位而形成的需要类型，如法律权力的问题、家庭暴力问题和同等工资问题等。它们与制度化的歧视，例如性别化的劳动分工、对女性法律权利的否定等有关。因此，它们着眼于如何改变根深蒂固的性别分工，改变妇女的从属地位，诸如就业、政治参与及文化、法律地位的不平等。战略性别需要往往是激进的、是对社会性别结构的挑战，满足这类需要将意味着帮助妇女获得更大范围的平等地位，同时将改变妇女的从属地位（Viviene Taylor，1999；李小云、林志斌，1999；杜洁，2000）。两种需要的区分，提示在政策制定时不仅要关注妇女基于社会性别分工的现实需要，还应看到传统的父权制社会制度和结构对两性造成的影响，从而努力改变传统社会性别分工，改变不平等的社会性别关系。

毋庸置疑，性别需要的划分为社会性别视角分析福利政策提供了具体的落脚点和方法指南，即从女性立场出发，制定尊重女性经验及其多重需要的福利政策。从"现实性别需要"到"战略性别需要"的关注，凸显了女性主义从"妇女议题"到"性别议题"的演进和发展。两类需要都要被关注和考察，力图找到现实性别需要和战略性别需要之间的联结，并提出可以同时满足两者的福利政策或规划，若只停留在满足现实性别需要的解决，将无法达至社会性别理论对社会福利政策进行分析和研究所强调的"转化"的策略（Viviene Taylor，1999）。

四 中国社会性别研究现状

在学术界，我国学者整体上的社会性别意识在 1995 年北京世界妇女大会后渐趋增强（李小云，1998；高小贤，2000），学者们开始将社会性别研究带入文学、人类学、历史学、社会学、传播学、政治学等不同的学术领域，特别是一些研究者开始重视对社会政策进行社会性别视角的审视和分析（李慧英，2000、2001、2006；颜烨，2001；谭琳、陈卫民等，2000、2001；王毅平，2001；杜芳琴，2002；潘锦棠，2004；付红梅，2006；刘庆贤、靳锦，2006；卜卫、宋小卫，2005），倡导把女性的经验纳入研究体系（熊秉纯，2001；李慧英等，2003、2004）。但从整体上看，运用社会性别的视角来解析社会政策和制度目前仍在探索阶段，以社会性别的视角来解析问题的努力仍然还在起步阶段，将社会性别作为方法来分析我国社会政策现实问题仍没有得到充分运用。

国内的研究者已经开始将社会性别分析运用在一些项目和政策分析方面，最有代表性，影响最大的是由国际劳工组织和荷兰政府资助的国际劳工组织性别平等局和亚太局性别平等专家技术支持的、中国项目组实施的"在'3＋1'机制中提高社会性别主流化能力项目"。所谓的"3＋1"机制就是我国政府的劳动部门、工会、企联和妇联。这个计划在各个项目中推广社会性别分析框架，如全国妇联项目组运用定量、定性、文献等多种研究方法，运用多种分析框架，深入探讨中国特色的社会性别观念、创业政策及其文化背景，增强项目的针对性、说服力和效果（刘伯红，2003）。有学者运用"能力与脆弱性分析框架"和"社会关系分析法"，从能力与脆弱性、社会制度和社会政策三个方面，分析再就业过程中在就业意愿、途径、社会支持和就业资源的获取机会等方面的性别差异。提出应改变现存的就业资源和责任分配机制，从而创造较公平的社会性别关系，有利于社会的稳定和发展（胡平、张鹏刚，2004）。性别分析框架也被运用在生殖健康领域、妇女发展项目和扶贫研究中（章立明，2003；汪雁、慈勤英，2004；傅照荣，2004）。总体而言，国内运用社会性别分析框架开展的研究较少，尚处于探索起步阶段，偏重于对数据资料的分析和经验性反思，系统研究和理论探析较少。已有的研究大多是基于某个具体项目的评估，而这些项目往往具有外国研究机构支持的背景，因此研究上易陷入国外经验与国际"规范"多过项目成员生活世界的困境（朱晓阳，2005）。在社会性别需要研究方面，国内主要是对社会性别需要相关理论的介绍，较少运用福利需要的概念来解析相关社会政策的研究，更少见以社会性别需要分析框架去研究和干预实际问题的（杨雪燕、吴克俭、李树茁，2005）。

　　社会政策中的许多议题都和女性有关，如果忽视女性的经验或缺乏以女性为中心的思考，政策的拟定和规划将会成为男性优势文化下的产物（王丽容，1995）。在此前提下，如何掌握及了解女性的切实需要，以及现存制度内女性发展的障碍，是社会性别理论对社会福利政策进行分析和研究最基本的工作，而社会福利政策与服务提供，对协助妇女，特别是较弱势的一群，不论其性质属于是补救性、预防性或发展性，其成效大小与其对妇女需要回应有很大关系（罗观翠，2002）。因此，从社会性别角度来审视与城镇弱势女性群体——非正规就业女性健康需要密切相连的健康政策，把城镇非正规就业女性置身于具体的、变动的制度结构中，运用社会性别的视角来对她们的处境和需要进行深入的观察和分析，探讨在社会转型背景下与妇女就业模式转变趋势相适应的政策选择问题，就显得尤为重要和迫切。因此，本研究尝试运用社会性别视角，来实证分析健康政策和城镇非正规就业女性的健康需要满足之间的关系，探讨在社会转型的背景下，与女性的健康需要状况相适应的社会政策选择。

第三章
理论分析框架与研究设计

第一节　理论分析框架

一　基于社会性别理论的分析视角

从前一章对社会性别理论的回顾我们可以发现，对社会性别概念及理论的诠释尽管是多元的、分化的、不断扩展的，但其中一些核心要素却始终未变。

首先，社会性别概念的含义中存在着二元对立的结构，既包括社会性别（gender）与生理性别（sex）的二元对立；也包括"男性（第一性）"与"女性（第二性）"的对立。社会性别概念的出现，对生理性别和社会性别进行了区分，它给予我们对这个世界的新的认知，即人的性别特征不是由生理决定的而是由社会文化建构的概念。

其次，对社会性别的理解不能仅仅停留在社会性别是社会建构的这一基本立场之上。社会性别是一种社会关系，个体和群体需要在这种关系中进行活动；它也是一种特定的社会结构，社会安排和日常活动中的一种模式；它还包含着一系列的权力等级（Connell，2002），男性总是比女性掌握着更多的权力和资源。社

33

会性别揭示了父权制社会中不平等的权力关系，两性分化过程是在父权文化制度中完成的，因此，强调"性别差异"的社会性别观根本是社会构建的，并且作为一种强大的意识形态影响着社会分层系统以及个体的生活选择。

社会性别概念的提出和理论发展，刷新了人们对两性差异的认识，强调"性别差异"的社会性别观根本是社会构建的，独立于生理性别，并且是可以改变的。社会性别指的不是男人和女人，而是他们之间构成的社会关系，社会性别视角的重点是不仅把女性看做一个类别，而且把女性放在与男性的关系中来看待，看这两个性别是如何由社会建构的，社会性别关系在具体的情景下有其具体的内容（摩塞，1999）。社会性别概念在对两性不平等关系的分析运用中，已成为一个重要的"分析范畴"；通过分析人在不同社会背景中所经历的社会性别化的经验与实践，强调"差异"问题的取向，亦即现实中并不是所有人的生活（需要）都是以相同的方式建构或是必然采取相同的形式，不同点和相同点都必须在研究中给予考虑，尤其要注意两性中并不共有的特征与环境（刘霓，2007）。更为重要的工作是探讨差异性与各个方面之间的联系，观察它们在妇女社会环境中的相互关系、分歧和冲突，关注"差异"所造成的不平等。社会性别理论揭示了两性不平等的社会现实，是对传统性别不平等关系的不认可和挑战。

社会性别与社会福利制度的关系是双向的（Orloff，1996；Pascall，1997）：一方面，社会性别关系深刻地塑造了福利国家的特征；另一方面，福利国家的社会福利制度体系，又以不同的方式影响着社会性别关系。已有的研究和实践表明，将社会性别视角运用于特定环境中的福利制度分析时，会帮助我们发现社会性别和其他不平等现象是如何通过不同制度间的互动而交叉存在，从而对个体造成影响的。在这里，社会性别理论实际上给我们提供了一个研究社会福利政策的分析视角。

本研究主要基于社会性别理论，尝试在引入社会性别这一核心概念的基础上建构本研究的理论分析框架：以社会性别为基础的分析视角，从分析城镇非正规就业女性的健康需要入手，以实证为基础（evidence-based）分析国家福利制度和社会性别关系之间的互动，审视健康政策对城镇非正规就业女性的影响，尤其是女性的健康需要与现行健康政策之间的内在联系方面，并进一步分析是哪些原因导致了这些影响。

二 分析层面

需要及需要的满足是本研究的主要分析层面（dimension），通过这两个层面以社会性别视角分析非正规就业女性的健康需要和政策回应现实。

（一）健康需要

在社会福利政策实施和制度安排层面上，社会需要概念指称的范围主要是满足基本需要。基本需要的确定一般来说有两种取向：一种是发展研究的"最为重要"的基本需要取向，把基本需要理解为人类需要中较为重要或基础的，并应予以优先满足的需要（Steward，1985、1996）；另一种是"不可或缺"的基本需要取向，以多依和高夫（Doyal & Gough，1991）的研究为代表（参见刘继同，2003）。但是对基本需要下一个一致的定义却十分困难。需要是一种相对的概念，从个人层面来说，需要是人类维持其生存的最低标准，依个人的生活而定，并随年龄、社会阶层及个人价值判断的不同而异（Luker & Orr，1985）；从社会层面而言，需要会受到许多因素的影响，例如文化、社会、经济地位、资源分配及政府所提供的服务等（Langan，1998）。

在需要界定研究中最不明确的地方是，究竟"需要"是否根本上可以被专家用某一些客观标准来定义，还是它根本上只可能由受影响的人们充分地和准确地辨认和说明（Tao & Drover，1997；陶黎宝华，2007）。

布拉德肖从社会福利服务的角度对需要进行了涵盖上述两种取向的划分。布拉德肖认为在社会福利服务的过程中，需要表现为四种类型：（1）规范性需要：由专家学者、专业人士或政府相关工作人员依据专业知识和现存规则而制定的需要，常是从宏观的角度来审视需要，在此定义中，个人彼此之间的差异性是不存在的。（2）感觉性需要：目标群体对于需要的看法或感觉即个人感觉到的需要。感觉性需要注重个人主观的感受，强调由个人主观感觉表达出的需要，是从微观的角度来分析的，由于个人主观因素的影响，个人与他人之间的感觉性需要有很大的差异性。（3）表达性需要：由感觉性需要延伸而来，将个人的感觉或认知转化成实际行动并表达出来的需要，要求需要被满足。在此种定义之下，需要被视为个人需要的一种服务。（4）比较性需要：根据个人或团体与其他个人或团体相比较而衍生出来的需要。在某些人与已接受服务的当事人具有相同特征却未得到同样的服务时，他们就有比较需要。个人可能由于可利用的资源不同或文化背景的差异性，而有不同的比较性需要（Brad-shaw，1972a、1972b）。

　　埃费指出，社会政策制定者、社会工作者和社会调查人员可以通过获得的资料来进行需要评估，进而发展成为需要的内容。需要可由三类人员进行界定，即社会成员界定的需要、照顾者界定的需要、社工实务人员推断的需要。这三类需要是因社会成员角色不同而导致不同的需要含义的表达。社会成员界定的需要是其基于调查而进行的需要界定，是一种实际的需要表述；照顾者界定的需要是由社会工作者完成调查并定义的需要；社工实务人员推断的需要指政府相关工作人员、社会政策制定者、社会研究者等分析人口数据、福利设施使用情况、被治疗者的环境等资料而发现的需要（Ife，1980）。泰勒古俾等将需要分为终极需要、中介需要和个人需要（Taylor – Gooby & Dale，1981）。福斯特根据社会工作服务的特点以及需要者的社会身份，将需要分为社会福利供给者的需要（need of provider）和社会工作者服务的案主的需要（need of client）（Foster，1983）。

从上述研究回顾中可以发现，需要的界定研究是十分复杂的事情，采用多个视角和分类方法，可以令我们更好地把握需要概念，社会处境和价值判断在需要界定中扮演着重要角色。在布拉德肖的需要分类理论基础上，国内外的相关研究将需要的界定和评估分为两个取向：一个是由上而下的专家取向，目的是测量客观的需要，以专业知识的判断和社会共识为基础来界定；另一个是由下而上的取向，它主要是处理人们主观界定的需要，以个人和群体主观理解为基础来界定（Percy - Smith，1996；周健林、王卓祺，1999；刘继同，2003）。本研究在上述需要界定研究的基础上建立了第一个分析层面。对非正规就业女性的健康需要的界定和评估运用由下而上的取向，从访谈对象（受访非正规就业女性和男性）主观界定角度探索她们的健康需要，从而描述广州市非正规就业女性的健康需要状况，并在此基础上探讨非正规就业女性健康需要的满足。

（二）需要满足的社会安排与制度设计

福利需要满足的途径有三，分别是家庭、市场和国家（Rose，1986；Evers，1988、1993）。市场提供就业福利；个人努力、家庭保障和邻里互助是非正规福利的核心；国家通过正规的社会福利制度将社会资源进行再分配。Evers 认为家庭、市场和国家这福利三角与文化、经济、社会和政治背景密不可分，三方具有各自对应的组织、价值和社会成员关系（见表 3 - 1）。① 作为福利需要之一的健康需要的满足途径也是如此。

---

① 参见彭华民《福利三角中的社会排斥：对中国城市新贫穷社群的一个实证研究》，上海人民出版社，2007，第 23 页。

表 3 - 1　Evers 福利三角：家庭、市场和国家

福利三角	组　织	价值 （文化/社会经济/政治）	关系 （文化/社会经济/政治）
家　庭	非正式/私人的	团结、共有（微观）	社会成员和社会的关系
市　场	正式的	选择、自主	社会成员和经济的关系
国　家	公共的	平等、保障	社会成员和国家的关系

　　本研究主要关注国家通过福利制度对需要的满足层面。Spicker 认为，社会福利领域中的“需要”概念可以从以下几个方面来理解：首先，需要反映了人们所经历的问题，它要求对这些问题提供一些特别形式的回应；其次，需要表达了问题和回应之间的关系；最后，需要又是对服务的一种要求或主张（claim）（Spicker，1993、1995）。从这个角度看，福利制度的基本关注点是回应和满足变迁的社会需要。国家社会福利制度的建立，其本质是用一种社会认可的制度安排方式去满足社会群体成员的需要，社会成员的基本需要满足被视为社会福利制度的责任（Bradshaw，1977；Taylor，1977；Smith，1990；Doyal & Gough，1991；Gilbert，N. ，Specht，H. & Terrell，P. ，1993）。根据众多学者对社会福利政策与需要的关系的研究，本研究框架中的第二个分析层面，社会福利政策被界定为满足需要的社会安排与制度设计，体现了社会成员与国家的关系。国家所提供的健康政策是非正规就业女性健康需要满足的主要途径，而社会成员非正规就业女性的健康需要也是健康政策发展的基本动力，因此，需要满足的社会安排与制度设计，即健康政策，成为本研究中非正规就业女性健康需要满足和回应研究的实质内容。

　　本研究将社会性别理论的分析视角聚焦在政策对女性健康需要的满足和回应问题上，通过城镇非正规就业女性的健康需要状况和健康政策对需要回应这两个分析层面构建理论分析框架（见图3 - 1），来实证考察社会转型中城镇非正规就业女性的健康需

要与健康政策之间的关系，以及这些关系是如何影响着城镇非正规就业女性的社会现实利益，如何对两性社会角色和社会性别关系产生影响。根据分析的结果，探讨在社会转型的背景下，与女性的健康需要状况相适应的具有性别意识的社会政策选择。

分析层面	界定和评估	社会性别视角	具体研究问题
健康需要	由受访非正规就业者主观界定角度描述广州市非正规就业女性的健康需要及满足状况	两性差异体现	（1）两性健康需要有所不同，那么，非正规就业女性与男性不同的健康需要是什么？有性别差异的健康需要的满足状况如何？ （2）这些不同的健康需要及满足状况是否与不同的社会性别角色有关，是否被赋予了与性别利益有关的社会意义？
需要满足的社会安排与制度设计	考察国家通过福利制度对需要进行满足的层面——健康政策的回应	上述两性差异的社会建构过程	（1）健康政策作为一种社会制度，通过对社会成员健康需要的满足和回应，是如何对两性社会角色和社会关系的塑造与强化发挥作用的？ （2）健康政策对健康需要满足的回应是如何通过对劳动力市场和家庭领域的影响强化和再生产了社会性别关系？

图 3 - 1　研究的理论分析框架

三 研究思路（见图 3 - 2）

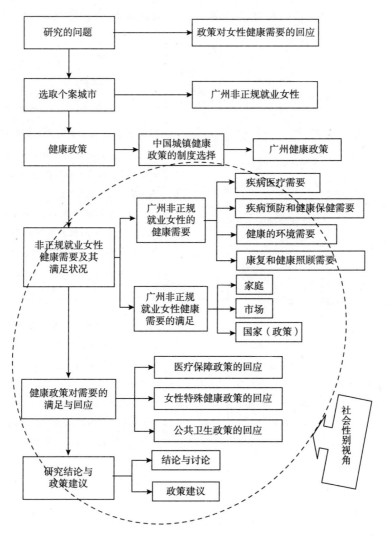

图 3 - 2 论文的研究思路

第二节 主要概念

一 健康需要

根据社会工作辞典（Barker, 1995），需要（needs）指"为了生存、生理健康与自我实现，而在生理、心理、经济、文化及社会的需要"。本研究健康需要（health need）定义为：个人基于社会权所产生的一种需要及权利，依据人们的健康状况与"理想健康水平"之间存在差距而提出的对医疗、预防、保健、康复、健康照顾等方面的客观需要。本研究主要从访谈对象（受访城镇非正规就业的女性从业者）主观界定的感觉性需要探索她们的健康需要。这样的需要主要是指个人主动表达出来的需要，是个人自我需要意识觉醒和自我认可的社会过程。

二 社会性别角色

社会性别角色（gender role）指两性所扮演的不同的社会角色。个体通过社会化和规范的内化获得了性别角色，亦即社会所赋予两性的价值观、伦理道德、行为规范和行为方式。社会就是依照这种性别角色规范来对男人和女人的角色和行为进行规定的，从而实现了性别分工。

三 社会政策、社会福利政策、健康政策

本研究中的"社会政策"（social policy）概念，除了特别说明，均指狭义的社会政策①，基本等同于社会福利政策（social welfare

---

① 社会政策有广义和狭义之分。广义的社会政策是指"提升社会整体生活质量，改善社会成员生活状况以及协调成员之间关系，成员与社会之间关系"的各种努力（Gil, 1992），社会福利政策只是社会政策的一个子类。而狭义的社会政策指社会福利政策。

policy），它涵盖了"政府为了直接影响人们福利所制定的政策"。

社会福利政策是政府用于福利和社会保护的各种政策（Spicker，2005），也是在公共资金的支持下按照社会成员的实际需要来提供物质产品或服务的制度和过程，这些需要对维持一个社会来说是最基本的（Barber，1999；关信平，2006）。需要说明的是，本研究中的"社会福利"概念内涵采用的是国际上通行的宽泛定义，类似于国内"社会保障"的含义。

本研究进行讨论的健康政策（health policy），是指国家社会政策框架的核心部分，由政府所组织制定的旨在满足民众健康需要、提升市民健康福祉的集体干预措施。

四　非正规就业与灵活就业

本研究中的"非正规就业"[①]主要是相对于计划经济中传统典型的城市就业形式而言的，它是没有建立正式劳动关系的就业，以及建立了正式劳动关系但以非传统就业形式实现的就业，包括非正规部门就业、弹性就业、灵活性就业和阶段性就业，以及正规部门的非正规就业（胡鞍钢等，2001；彭希哲等，2004；李郁，2005）。这个定义的关键就是要把传统就业形式界定清楚。所谓"计划经济中传统典型的城市就业形式"是指那些全日制的，与用人单位建立稳定的劳动法律关系（在计划经济体制下俗称"编制"员工），获有健全的工资福利和社会保障的城市就业。

非正规就业的就业形式一般包括两类：第一，非正规部门里的各种就业门类。我国非正规部门主要是指在依法设立的独立法人单位（企事业单位、政府机构和社会团体、社会组织）之外的

---

① 非正规就业的定义可以追溯到 20 世纪 70 年代初国际劳工组织提出的"非正规部门"概念，其特点为：大部分单位由独立的自营就业者组成，少数单位也雇用少量工人或学徒；经营资本少；技能和经营水平较低；就业很不稳定；绝大多数没有被官方统计；很少有机会取得贷款、接受正规培训和教育；也很少享有公共服务和社会保障。

规模很小的经营单位。包括两方面：一是由个人、家庭或合伙自办的微型经营实体，如个体经营户、家庭手工业户、雇工在7人以下的个人独资企业等；二是以社区、企业、非政府社团组织为依托，以创造就业和收入为主要经营目标的生产自救性和公益性劳动组织；三是其他自负盈亏的独立劳动者（薛昭鋆，2000）。第二，正规部门的非正规就业包括，大中型企业里的短期临时性就业、非全日制就业、劳务派遣就业、季节性就业、兼职就业、分包生产或服务项目的外部工人等（胡鞍钢、杨韵新，2001），还有就是政府部门的雇佣就业，指那些建立了正式劳动关系但以非传统就业形式实现的就业，也就是我们常说的新机制用人——单位核心员工之外的灵活就业。结合本研究的情况，城镇非正规就业类型如图3－3所示。

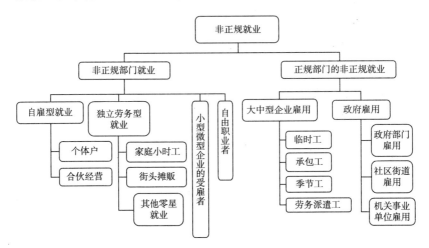

图3－3 非正规就业类型[①]

具体到研究地点广州，我们研究中的"非正规就业"涵盖了官方"灵活就业"定义的范畴。广州市的政策中所指的灵活就业，是指相对于正规就业而言的一种就业形式，它包括非全日制就业、小时工、

[①] 这个非正规就业类型的分类修改自劳动和社会保障部劳动科学研究所所做的灵活就业用工形式的分类研究。参见劳动和社会保障部劳动科学研究所《灵活多样就业形式问题研究报告》，《研究论坛》内部通讯，2001。

弹性工时、临时性就业、季节工、非正规就业、阶段性就业等。"灵活就业"与正规就业相比，在劳动关系、工资支付、社会保险和就业服务等方面，有不同特点和要求。[①] 而在政府的政策文件中首次提及灵活就业人员是，2005 年国务院发文提出鼓励劳动者通过多种形式实现就业，加快完善和实施与"灵活就业"相适应的劳动关系、工资支付和社会保险等政策，为"灵活就业"人员提供帮助和服务。[②]

就中国目前的状况而言，灵活就业的形式多种多样，"灵活就业"已被政府和社会广泛接受和使用[③]，因此本研究对"灵活就业"与"非正规就业"的区别暂不考虑，论文中所使用的"非正规就业"涵盖了"灵活就业"的概念。

五 城镇非正规就业女性

本研究中的城镇非正规就业女性是指目前以非正规就业方式就业，并具有广州市城镇户籍的女性就业者，不包括退休后以非正规就业方式重返就业者。

第三节 研究方法

一 探索性研究与定性研究取向

社会研究者对各种社会现象进行研究，根据研究所具有的一

---

① 这个定义，是广州市人力资源和社会保障局依申请公开部门对作者所申请公开广州市灵活就业的基本情况及相关数据的答复中的定义。

② 参见《国务院关于进一步加强就业再就业工作的通知》，国发〔2005〕36 号，2005 年 11 月 9 日，http://www.gov.cn/zwgk/200511/09/content_94603.htm。

③ 根据国家劳动和社会保障部劳动科学研究所的解释，"灵活就业"一词在含义上与"非正规就业"是一致的，但界定的范围会有所差异。"灵活就业"是政府政策性提法，是我国劳动管理部门提出的一个与国际上广泛采用的"非正规就业"相对应的概念，而从与国际研究接轨的角度，"非正规就业"乃是学术研究的提法。但从字面上看"非正规就业"似有贬义之嫌，官方不主张使用，而用"灵活就业"概念替代。

般性目的，可以分为探索、描述和解释性研究三类（Robert K. Yin，1981）。探索性（exploration）研究是指对某些社会现象给予初步和大体的理解。此类研究的主要目的，是通过对所研究的问题或现象进行考察，达到对这一现象的初步了解，同时为更深入、更系统和更周密的研究提供指导和线索（风笑天，2001）。选择探索性研究在三种研究情况下较合适，一是当研究者探究新的社会问题时；二是研究题目相对较新或以往研究不多；三是为发展更好的研究方法（Rubin & Babbie，1993）。中国健康政策研究是个新的政策议题，而中外学者对健康政策与非正规就业女性的健康需要的关系所做的实证研究又非常缺乏；描述和解释性研究还没有进入现有的知识范畴体系之内；再加之以社会性别的视角来解析问题的努力仍然还在起步阶段，应用社会性别分析框架剖析我国社会政策现实问题仍没有得到充分运用（王政，2001）。因此，本研究运用社会性别分析视角，对城市非正规就业女性的健康需要与健康政策之间的关系进行探索性研究。

定性研究与定量研究是社会研究过程中两种主要的研究取向（approaches）。定量研究通过构建并检验理论假设，在预测变量之间的相关或因果关系方面发挥了重要的作用；定性研究则侧重于对社会问题和现象进行广泛深入、全景式探索和挖掘，所以通常从经验事实出发（牛美丽，2006）。当然，定性研究也可以是经验式的实证研究，首先提出理论假说，通过分析收集到的资料验证假说的合理性（张梦中、Marc Hozer，2001）。总之，定性研究通常意味着三个概念：（1）构建的研究认识论（即哲学基础，基于后实证主义、结构主义、实用主义的方法）；（2）具体的研究战略，如研究设计是针对解释和揭示事物、现象和事件而不是总结出可运用于更大范围的因果关系；（3）具体的、不需要涉及数字的技术（Gabrielian，1999）。因此，以本研究所针对社会转型中的社会事实：在社会转型、劳动力市场和社会福利系统发生变化的背景下，城镇非正规就业女性的健康需要和健康政策对其回应的现实状况，特别是在社会性别视角下，对受访的城镇非正规就业女性的健康需要分析以及健康政策对其健康需要的满足和回应方面进行分析，定性研究更为合适。此外，由于"定性研究采取由具体到抽象的归纳法，从不毫无条件地接受既有理论，也不受既有理论范畴的限制，既有颠覆已有理论、结论和假设的可能，还有另辟蹊径的企图"，所以能够"从妇女日常的经验出发，尊重当事者的经验和主体性，进而解构既存的、主流的、男性中心的理论和视角"（熊秉纯，2001），这对关注女性的经验和需要，强调以人为本的社会性别分析框架的架构不谋而合，具有深刻的意义。

二 案例研究

本研究采用探索性案例研究方法来考察城镇非正规就业女性的健康需要与健康政策之间的关系。案例研究是一种实证研究，研究现实生活背景中正在进行的现象；而且，在这样一种研究情境中，待研究的现象与所处的环境背景之间的界限并不明显。案例研究最适合用于如下情况：研究问题类型是"怎么样"和"为什么"，研究对象是目前正在发生的事件，研究者对当前正在发生的事件不能控制或极少能够控制（Robert Yin，2004）。本研究之所以采用案例研究方法，正是因为社会转型背景与城镇非正规就业女性健康需要及其满足问题存在高度相关性，对这个现象（问题）的研究必须在不脱离现实社会生活环境的前提下，即当前中国劳动力结构调整和健康政策改革重构的背景，将事件的前后联系纳入研究范围之内。在被研究的现象本身难以从其背景中抽象、分离出来的研究情境中，案例研究是一种行之有效的研究方法（余菁，2004）。

案例研究的目的不在于把对某一个或几个"点"具体、特定的发现推演到其他的点或面，其优势在于根据对某一个"个案"的分析，从微观出发，我们可以了解到人与人、人与群体，或人与文化、政治、经济机制的互动关系（熊秉纯，2001）。因此，借由社会转型背景下健康政策对广州非正规就业女性健康需要回应问题的案例研究，达至我们对当前中国劳动力结构调整和健康政策改革背景下，女性的健康需要与健康政策之间的关系的探究。

本研究是一个单个案研究。偏好个案研究方法的学者认为，单一案例研究能够深入地揭示案例所对应的经济现象的背景，以保证案例研究的可信度（余菁，2004）。在本研究中，个案是广州市非正规就业女性健康需要及健康政策对需要的满足和回应问题。个案是研究者观察、描述和解释的分析单位。分析单位包括个体、群体、组织和社会产品，其中尤以个人最为常见。但是，研究者关注的不是个人的状况，而是若干人士共同具有的集合性特征，目的是描述社会生活的不同层面，解释变量间的关系和理解社会现实（Rubin & Babbie，1993）。在当前中国劳动力结构调整、健康政策改革重构的背景下，广州非正规就业女性健康需要和健康政策对需要的回应状况，是本研究的主要分析单位。在社会结构发生巨大变迁的时候，往往最先受冲击或受伤害最深的就是社会上的边缘群体和劣势群体，他（她）们的不幸遭遇往往被合理化，合理化的关键就是把结构性的问题归结到个人的身上，认为他（她）们素质低、心理脆弱、不上进、欠缺生存能力、自作自受、需要自立自强等；因而很少看到这些人所面临的困境和挣扎，以及他（她）们的韧性、耐力和能动性。要挑战这样的逻辑和论述，一个有效的途径就是从当事人的经验出发，抽丝剥茧地呈现出社会转型对个人和群体的影响、束缚（熊秉纯，2001）。再加之，社会（福利）政策的研究可以以社会议题、社会问题、社会群体、社会服务或人们的生活和直接的经历为研究出发点和取向（Erskine，2003），具体地分析每一个问题的来龙去脉，找出问题的根源或症结，然后提出具有可行性和可操作性的政策建议。本研究采用了最后一种取向，以广州非正规就业女性的生活经历（健康需要及满足的主观感受描述）为社会政策（健康政策）研究的出发点。因此，本研究将关注点放在中国社会转型背景中广州非正规就业领域的女性从业者身上，将置身于具体的、变动的制度结构中的当事人的健康需要和经验作为主要的分析单位，从而对她们所处的制度和处境进行观察和分析。当然，说到性别，并不只研究女性，实际上强调女性与男性不同的社会关系、社会角色、社会需要和他们之间的关系，以及政策对他们的不同影响。

三 资料收集与抽样方法

本研究采取多元方法（multivariate method）来收集资料，也就是不止一种资料收集与诠释、分析的方法，其目的是透过纳入各种不同的资料和方法，去尽量"中和"（neutralize）及减低只采用单一方法可能出现的偏差（胡幼慧，1996）。多元方法可促成交互检证（cross‐validation），可提升研究的效度和信度。本研究主要采用两种方式收集资料。一是现存档案与文献分析（archival research）；二是对广州非正规就业者进行深度访谈。这两种资料收集的技术相互补充，但侧重点有所不同。

现存档案与文献分析指通过收集现存文献档案资料，分析、解释与研究主题相关数据和材料的过程。文献档案资料包括相关法律法规、政策措施、统计资料、历史档案记录、新闻报道和研究报告（Hill，1993）。在本研究中，现存档案与文献分析方法贯穿整个研究过程，主要是收集与广州健康政策有关的事实性资料（facts），描述转变中的社会经济环境和制度安排。性别分析同时需要质化以及量化的研究方式。使用例如人口统计资料、居住形态（patterns of human settlement）、经济活动、教育、医疗等"性别敏感之指标"，能够提供有用的量化的资料，也需要借由质化的分析资料，如访谈资料，才能完整地澄清"什么样"以及"为什么会这样"等研究问题所具有的性别差异。本研究使用了现有统计资料分析，收集了广州市统计局、广州市社会保障局、广州市卫生局、广州妇女儿童联合会与本研究相关的官方统计资料，以了解广州市的人口结构、经济状况、就业形态、政治属性，作为广州"非正规就业女性健康需要及其满足"变化发展的背景介绍。本研究还使用了次级数据分析，比如新闻媒介和政府发布的新闻资料等。广州健康政策属于地方性的政策，故本研究收集了2004年6月至2009年6月5年间的《广州日报》与广州市政府公报及相关政府会议记录，整理出与"健康政策"议题相关的报道及内容，用以分析舆论及广州市民众对健康政策的看法与广州市政府对健康政策的观点与评论。

　　访谈主要是通过深度访谈，收集受访非正规就业女性的健康需要情况及其满足的主观体会与感受，从受访者角度描述问题。虽然我们的研究对象是城镇非正规就业女性，但访谈对象却包括城镇非正规就业男性，借由男性就业者健康需要及其满足情况来考察两性的差异。访谈就是研究者寻访、访问被研究者并且与其进行交谈和询问的一种活动，是一种研究性交谈，是研究者通过口头谈话的方式从被研究者那里收集（或者说建构）第一手数据的一种研究方法（陈向明，2000）。"利用半结构式访谈已经成为女性研究学者寻求获取她们的回答者在解释有关其生活数据方面积极参与的主要方法"（Reinharz，Shulamit，1992）[①]。因此，本研究使用质性研究深入访谈的方式来收集数据，通过与受访者面对面的互动方式，深入受访者的个人内心世界，从当事人的主观经验来建构社会事实，通过研究关系的互动来描述事实的真相，访谈过程中贴近受访者的真实体验及心理感受。访谈具体运用个案访谈方式。访谈被视为一种有"目的"的对话，一般分为"非结构式的"和"结构式"访谈方式。本研究中研究者主要采取"非结构式"访谈来进行个案访谈。访谈者事先设计好访谈问题，但在访谈过程中，依据当时情况，访谈者决定问题顺序或

[①]　转引自刘霓《西方女性学》，社会科学文献出版社，2007，第44页。

自行脱离主题，也可不拘泥于访谈者大纲的文字，以期获得详尽的资料。同时为避免漏失部分访谈内容，研究者在受访者同意的情况下借由录音方式以弥补现场田野笔记的疏漏和缺失。访谈时间主要是 2009 年 5 ~ 10 月，2010 年 7 ~ 8 月又进行了补充。

定量研究强调的是随机取样，但是定性研究却主要是立意取样。因为国内对非正规就业情况缺乏相关的统计数据，因此，本研究采用常用于探索性研究的非概率抽样方法。非概率抽样不是按照等概率原则，而是研究者根据对研究问题的了解、研究目的与人们的主观经验或其他条件来抽取样本。

本研究运用三角交叉检视法（triangulation）抽样：使用多抽样方法来进行研究抽样。研究开始，运用方便抽样来获得研究样本，访谈对象来自研究者认识的非正规就业者和接受访谈的街道工作人员所介绍的非正规就业者。接着，通过这些接受访谈的对象又介绍她们认识的非正规就业的朋友和熟人给研究者认识和访谈，成为研究样本。不过这些研究对象中，有部分是街道工作人员介绍获得的，研究者认为，他们为本研究选择了他们认为"研究应该选择"的特殊的非正规就业者；此外，通过已有的研究对象推荐朋友和熟人作为研究样本是滚雪球抽样，往往产生同质（从事同一类的工作）的样本，因此，研究者又进行了分层目的性抽样（在获得的样本中），运用年龄、就业类型、家庭结构作为主要的维度来进行抽样，而这些维度在已有的研究中已经证明和女性的健康需要及满足等生活经历相关（刘继同，2003）。这种抽样过程，主要遵循动态抽样原则和饱和抽样原则（Patton，1990）。所谓动态，是指研究者在每进行一次访谈后，都应该对访谈内容进行初步分析，然后根据分析结果决定下一个被访者应从哪里挑选才可以补充最多的信息；所谓饱和，是指研究者对下一个被访者的研究已经不能为其对某一现象的理解提供更多的信息，搜集的信息达到饱和，这时就已经不需要再选取更多样本进行研究了。也就是说，决定样本大小的是饱和抽样原则（陈向明，2000）。

四 研究效度与研究伦理

由于定性研究者所关心的是社会事实（social realities）的互动建构，以及人们在不同情境脉络下的活动经验和其主观意义，这些均非定量研究范式（quantitative research paradigm）所创的"信度"，"效度"游戏规则所能涵盖（胡幼慧，1996）。但这决不表示定性研究无须关注研究结果的评价问题。相反，正因为定性研究的研究工具就是研究者本身，所以研究者更需要在研究过程中不断对自己的工作进行反思检讨。Hammersley 就这方面提出"效度即反思"（validity as reflexive account）的说法，反省到研究过程中五个与效度有关之更高层面的问题（Hammersley，1990；引自胡幼慧，1996），并提供了五个具体的反思原则：（1）研究对象（人，事，物）与大文化，政，经，历史脉络之关系；（2）被研究者与研究者之间的关系；（3）研究者的角度和资料解释之间的关系；（4）研究报告读者的角色为何；（5）研究报告的表达方式和说服力、权威性。Lincoln 也认为效度是强调研究者对自身视角的自省、自觉，注重被研究者与读者的声音，以及研究成果的行动意义，特别是人类尊严、正义的正面意涵（Lincoln，1985）。因此，为了能够把握与呈现研究的效度，研究者除了加强研究相关的知识、技巧的提高和训练之外，在整个研究的过程中也应常常自我反省，包括研究的心态与受访者的关系等。尤其，在整个研究过程中，研究者常常检视自己在每个研究步骤中的心态，是否符合每一个研究步骤应有的规定，要求与精神。

在定性取向的妇女研究中，由于关注研究者与被研究者之间不断互动，发展、变化过程中收集的资料对研究结果的影响，从事研究工作的伦理规范和研究者个人的道德品质便成了一个不可回避的问题。当被研究者同意进入生命故事或叙说的研究关系时，她们（他们）无疑陷入容易受到伤害的处境，因为"叙说是一种转让，它削弱了说者的权势"（苏美丽，2005）。因此，研究者在

51

实地研究中要涉及并探讨很多的研究伦理问题，避免对被研究者造成伤害。

首先，研究者需要遵守研究的责任与承诺，有责任保护被研究者，不受研究利益的利用与操控。顾及被访者的处境和利益。就本研究而言，要关心和保障非正规就业女性受访者的福利需要和感受，特别是隐私方面的内容不容泄露和遗失。

其次，研究者要和被访者沟通研究信息，不可以向资料提供者欺瞒研究目的，而且要进一步与资料提供者就研究信息作双向的沟通。我们必须意识到资料提供者不是"研究实验品"，研究工作实质上是打扰了他们的生活，所以我们必须同时尊重他们的意见。

总之，在整个研究中认真遵行定性研究的伦理道德原则，包括自愿原则、保密原则、回报原则和关系保持方式，亦即研究者需要事先征求被研究者的同意，对它们提供的信息保密，公正的对待被研究者和研究结果，恰当地处理敏感性数据，与被研究者保持良好的关系，并合理地回报对方所提供的帮助。在本研究中，研究者竭尽所能将研究做好，并力图对资料提供者产生有益影响。

五　可预见研究局限

任何研究都存在着一定的局限和不足。首先，本研究采取定性研究取向以社会性别视角进行探索性研究，这对于研究者本人来说是首次尝试，相关研究经验不足；再加之目前学术界对非正规就业女性群体的处境以社会性别视角进行实证研究得不多，以资借鉴和参考材料较缺乏，因此，有可能会对研究品质有一定的影响。

其次，本研究采用的是个案研究，虽然对于"探索性"的研究而言，是一项有利的方法，但其亦有缺点。Bryman 认为：（1）个案研究要达成共通化（generalizability）有所困难；（2）研究设计的外部效度（external validity）将会打折扣，即研究结论能被推广的范围有局限性；（3）理论与个案有时难以契合（Bryman，1989）。这些局限本研究也会存在。

最后，局限可能存在本研究的资料收集和分析方面。首先是在资料收集上会遇到很多限制和阻力。一般来说，非正规就业女性的工作量和家庭事务较多，空闲时间少，即使有时间，也未必愿意"浪费"在应酬一个陌生的研究者身上。因此，获得受访者的配合和支持有较大难度。其次，因为个体的生活经验可能起源于多元的背景、所处的位置、在所处位置上可能面临的矛盾，以及不同位置间的关联、转换时的适应，或者是相关文化间的融合（Friedman，1998）。所以在采用社会性别视角进行相关研究时，需注意其他一些"非研究因素"，比如研究对象的地缘背景，受教育程度，对研究概念的理解，曾经的生活事件，以及实地访谈者的工作负担等都会对本研究产生影响。还有，受限于个人研究的人、事、时、地、财、物的因素，本研究样本数量较少，因此样本可能会有一定的误差，样本资料所代表的母体具有一定的局限性。

第四章
中国城镇健康政策的制度选择

本章对中国健康政策,特别是女性健康政策进行陈述和分析。第一部分是对健康政策,包括女性健康政策的历史背景的陈述和分析,主要侧重对健康政策的发展演变历史作系统的描述和分析,以建立健康政策的历史路径与目前的发展状况之间的联系,理解健康政策的连续性和差异性。第二部分是对广州健康政策的具体描述,包括政策的范围、形式与标准、实践情况等。

第一节　中国健康政策及女性健康
政策的发展演变

一　健康政策的概念、内容及特点

因为人人都有面临疾病的风险,而且这种风险还会带来一系列的不良后果,如贫困、家庭破裂等,所以,健康需要是人类的基本需要,健康对个人及社会福祉具有重要意义。对现代国家而言,公民健康状况的维护以及疾病的治疗和预防,不仅仅是公民个人的责任,更涉及国家(或政府)在这一领域所扮演的角色与发挥的作用。制定并实施健康(或医疗卫生)政策,改善公民的健康状况,提升公民的福祉水平与生活质量,是当代国家重要的职能①。

健康政策（health policy）在我国也称"医疗卫生"政策或"卫生保健"政策，虽然医疗卫生和保健服务构成了健康照料的主体，但不是全部。长期以来，因深受苏联和日本文化影响，health被习惯性译为"卫生"，public health 概念被译为"公共卫生"，World Health Organization（WHO）被译为世界卫生组织，这些译法将"health"概念曲解和狭义化，形成传统的"卫生""医疗"理解层次，实际上"health"的外延内涵远比"医疗卫生"丰富。世界卫生组织给"健康"下的定义："健康不仅是没有疾病或不受伤害，而且还是生理、心理和社会适应的良好状态（social well - being）"。这个健康的定义显然远远超出了"医疗卫生"的范围。从政策层面来讲，健康政策不仅需要从生物、医学层面讨论，而且也需要从社会、经济、生态、环境、政治等各层面来探讨；从个体而论，就人的一生而言，应当大多的时候是健康的，只有少数时候生病。因为只有少数人在少数时间需要治疗，所以健康政策的重点应当着眼在健康，而非医疗。这也是本研究采用"健康政策"而未采用"医疗卫生"政策的原因。

许多国家都把健康政策作为其社会福利政策的重要内容之一，并根据各自国家的情况建立了各自的健康政策体系，通常主要包括医疗保险、医疗救助、医疗服务、健康教育与健康促进以及疾病预防政策等（黄晨熹，2009）。

二　全球女性健康政策的兴起

20 世纪后半叶，女性健康已成为全人类健康中一个重要的聚焦点，继而也成为全球健康政策的一个重点。近年来联合国对妇女健康政策的关注和重视带动了国际社会女性健康政策的兴起。联合国首先将女性健康列为一个优先考虑的研究和行动领域，从

---

① 熊跃根：《社会政策：理论与分析方法》，中国人民大学出版社，2009，第 228页。

20 世纪 70 年代起，就一直致力于推动全球妇女健康领域的发展。联合国把 1975 年定为"国际妇女年"，并且制定了 1976～1985 年的联合国妇女工作十年规划（简称"妇女十年"），其中妇女的健康和保健成为世界范围的一个共识和时代焦点[①]。1985 年世界卫生组织提出"妇女、健康与发展"主题，并于 1992 年成立全球妇女健康委员会（Department of Gender and Women's Health），把妇女健康工作纳入正规的行政体系中。该部门的主要任务在于收集妇女健康议题的相关证明，以及性别对健康结果的影响，并且将性别观点融入与健康保健相关部门的公众政策与方案中。1995 年联合国第四次世界妇女大会《北京行动纲领》指出"妇女有权享有能达到的最高的身心健康标准。享有这一权利对妇女的生活和福祉及参加公共和私人生活各领域至关重要"[②]。大会还提出"社会性别主流化"的策略，要求各成员国将其运用于包括妇女健康政策在内的公共政策的实施和改革中。欧盟在 1996 年成立了 European Advisory Council for Women's Health（EAC）以整合欧盟内妇女健康的工作。1998 年世界卫生组织提出"健康公平性"的主题，并将性别、种族和贫穷并列为议题。1999 年世界卫生组织成立"妇女健康部"（WMH），2002 年通过"性别健康政策"，成立"性别暨妇女健康部"（GWH），要求 WHO 所有的计划和方案都需要考量"性别议题"，并将性别平等与对妇女的增权（empower）列为重点目标，以促进各国认识和关注文化与生理对妇女健康的影响。

三　中国城镇健康政策的发展演变

与一些国家单列有具体完备的女性健康政策不一样，我国

---

① 张开宁、张桔：《21 世纪中国女性健康面临的新机遇与挑战》，《云南民族大学学报（哲学社会科学版）》2007 年第 4 期。

② 1995 年联合国第四次世界妇女大会文件，第四次妇女问题世界会议的报告，1995。

至今没有一个成体系的专门的女性健康政策，因此，要探讨女性健康政策就需要先对所有社会成员的健康政策进行回顾和分析。

我国健康政策的发展演变历程是与中国社会福利模式调整相关联的，在国家社会福利政策发展演变中逐渐得以明确，并发展完善。① 我国健康政策的发展历史伴随着经济体制改革可以划分为两个主要阶段：（1）计划经济时期；（2）市场经济时期。

（一）计划经济时期（1949 年至 20 世纪 70 年代）的健康政策：以国家为主导

新中国成立后，在社会主义意识形态的指导下，我国逐渐建立了以公有制为基础，与计划经济体制相适应的健康政策体制。

1949 年至 20 世纪 70 年代，我国实行计划经济体制，这一阶段不存在市场机制，劳动用工和就业完全由政府行政计划决定，基本上没有灵活性。城市居民大多生活和工作在各种单位中，成为"单位人"，单位代表国家承担他们的福利保障；而农村居民则生活和工作在人民公社里，严格的户籍制度禁止劳动力城乡之间的自由流动。因此，单位和人民公社负担社会成员的生老病死以及各种社会保障，其中以医疗卫生为主的健康照料的筹资、控制和组织均由政府直接负责，并向市民免费提供。具体来说，根据资金筹措方式和服务对象，该阶段我国城镇健康政策主要包括城镇公费医疗和劳保医疗两部分内容②。

公费医疗制度是根据 1952 年政务院发布的《关于全国各级人民政府、党派、团体及所属事业单位的国家工作人员实行公费医疗预防的指示》（以下简称《指示》）建立起来的。政务院《指示》明确规定国家对全国各级人民政府、党派、工青妇等团体，各种工作队以及文化、教育、卫生、经济建设等事业单位的国家

---

① 部分内容参见刘春燕《国家主导到社会化的制度选择——1949－2009 中国城镇健康政策演变与评析》，《南京市委党校学报》2012 年第 2 期。

② 黄晨熹：《社会福利》，格致出版社、上海人民出版社，2009，第 305 页。

工作人员和革命残废军人，实行公费医疗预防制。公费医疗制度规定，享受公费医疗人员的医疗费用除少数项目（挂号费、自费药品等）外，全部由国家财政预算开支，因此，公费医疗制度是我国对享受对象实行的一种免费医疗保障制度。1952年公费医疗启动时覆盖了400万国家干部。到1995年，全国享受政府公费保障的人员有3400万，医疗费支出达110亿元[①]。

"劳保医疗"是劳动保障的组成部分。劳保医疗制度是根据1951年政务院颁布的《劳动保险条例》及1953年劳动部公布试行的《劳动保险条例实施细则修正草案》等相关法规、政策建立和发展起来的。其适应范围主要是全民所有制工厂、矿场、铁路、航运、邮电、交通、基建等产业和部门的职工及其供养的直系亲属。集体所有制企业参照执行。其经费在企业按工资总额的一定比例提取的福利费中列支。1956年，全国参加劳保医疗的国有企业职工为1600万人，集体企业职工为700万人，覆盖面为城镇职工总数的94%，到1995年，全国享受劳保医疗的人数1.14亿人，占城镇职工人数的75.6%和城镇从业人员的65.7%，全年医疗费支出近446亿元[②]。尽管"劳保医疗"的服务对象和享受公费医疗的不同，但"二者的筹资来源归根结底来自国家财政收入，事实上隐含着全国范围的统筹关系，并最终由国家负责，从而均具有国家保障的本质性质"[③]，属于国家医疗保障主导健康政策的不同表现形式。

在生育健康政策方面，新中国成立初期建立了我国的生育保险制度来对生育责任承担者给予收入补偿、医疗服务和生育休假的社会保障。主要体现在新中国第一部全国统一的社会保障法

①　蔡仁华主编《中国医疗保障制度改革实用全书》，中国人事出版社，1997，第215页。

②　蔡仁华主编《中国医疗保障制度改革实用全书》，中国人事出版社，1997，第215页。

③　郑功成：《中国社会保障30年》，人民出版社，2008，第100页。

规——《中华人民共和国劳动保险条例》（1951 年）之中，其保障对象为"女工人与女职员"。生育保险金包括在劳动保险金之中，实行全国统筹与企业留存相结合的基金管理制度。条例明确规定，"女工人与女职员（包括女性临时工、季节工及试用工）怀孕，在该企业医疗所、医院或特约医院检查或分娩时，其检查费与接生费由企业行政方面或资方负担"。1955 年 4 月，国务院出台《关于女工作人员生产假期的通知》使"机关女工作人员"也有了基本相同的制度保障。计划生育是我国的一项基本国策，也是健康政策的组成部分。我国鼓励计划生育也体现在社会保障的政策之中，其中与生育保险也有关联。关于实施计划生育所发生的费用最早属于医疗保险费用，都在"劳动保险金"项下开支（潘锦棠，2003）。

在公共卫生方面，新中国成立后的四十多年，政府以"面向工农兵，预防为主，团结中西医，卫生工作与群众运动相结合"作为公共卫生工作的指导方针，提供妇幼保健、职业病、传染病、地方病防治和爱国卫生运动等内容为主的公共卫生服务，在我国建立起遍布城乡的医疗卫生网，培养壮大了一支专业、齐全的医药卫生技术队伍。

计划经济时期国家主导的健康政策体系除了城镇公费医疗、劳保医疗和公共卫生服务外，还涵盖了传统福利体系与健康相关的项目和内容，具体包括民政福利中的精神病人福利院舍照料、残疾人康复中心、孤残老年人（医疗照料）服务中心等；职工福利中的职工疗养、职工卫生室、妇女生育补贴与照顾等方面（见表4-1）。

表4-1 计划经济时期以国家为主导的城镇健康政策制度的基本框架

制度类型	具体项目	服务对象	经费来源
公费医疗制度	免费疾病预防和治疗（包括生育医疗）	机关、事业单位工作人员（包括离退休人员）、伤残军人、大专院校学生	财政拨款

续表

制度类型	具体项目	服务对象	经费来源
劳保医疗制度	免费疾病预防和治疗（包括生育医疗）	企业职工（包括离退休人员）及其直系亲属（半费医疗服务）	财政拨款
公共卫生服务	地方病防治	面向地方病发生居民	财政拨款
	传染病防治	面向传染病患者	
	职业病防治	面向职业病患者	
	妇幼保健、儿童免疫	面向儿童	
民政福利	精神病人福利院舍照料等	收养退伍军人中的精神病人和无依无靠的精神病人	财政拨款
	残疾人康复中心、孤残老人（医疗照料）服务等	面向所有社区居民	财政补助、集体供款、社会募捐等
职工福利	职工疗养	面向本单位职工及其家属	企业：成本中列支的福利费和福利基金 机关事业单位：财政拨款
	职工医疗卫生室（职工医院）	面向本单位职工及其家属	
	妇女生育补贴与照顾、计划生育费用	面向本单位职工及其家属	
	疾病营养补贴	面向本单位职工及其家属	

　　新中国成立初期确立的城镇健康政策制度，对于在旧中国深受剥削和压迫、生活水平十分低下的人民群众来说，无疑是雪中送炭，解决了他们看病就医的燃眉之急，有力地保障了广大职工的身体健康。1957 年我国人均期望寿命从新中国成立前的 35 岁迅速提高到了 57 岁。[①] 计划经济时期，中国之所以能够在医疗服务体系建设方面、在干预重点选择方面以及在费用保障机制发展方

---

① 参见许涤新主编《当代中国的人口》，中国社会科学出版社，1988，第 8 页。

面取得突出成效，政府的主导作用是决定性因素。当时社会的主导意识形态、盛行价值观念与主流社会思想是社会主义、集体主义和平均主义，这种社会价值强调统一整体，医疗卫生的投入以政府为主，医疗卫生资源在不同卫生领域以及不同群体间的分配由政府统一规划，具体服务的组织与管理也由政府按照严格的计划实施（国务院发展研究中心课题组，2005），从而保证了全国绝大多数居民都能够得到最低限度的医疗卫生服务，确保了中国人民健康水平的迅速提高。另一方面，我们也要看到，改革开放前中国社会阶层相对一致，其医疗卫生服务需求和需要也基本一致，因此，当时政府主导的医疗卫生服务基本能满足社会的需要。总之，计划经济时期我国城镇健康政策制度的特征是，在强有力的社会动员和组织能力的支撑下，政府通过控制药品、医疗设备和基本医疗服务价格的计划经济体制，建立起一个基本覆盖城镇居民、效率较高的由国家主导的健康政策和服务体系（丁宁宁，2005）。

（二）市场经济时期（20世纪80年代至今）的健康政策：向社会化主导转变

20世纪70年代末开始，我国实行改革开放政策。城市经济改革使国民经济结构由国有经济的一统天下转变为多元经济成分并存发展，伴随而来的是社会结构发生深刻变化，其中最重要的一个方面是，劳动力市场化以及收入差距扩大带来了社会阶层的分化。传统的单位制逐步转变为多种就业形式，农村人民公社也逐渐解体，我国公民获得了相对较多的自由流动的机会，"单位人"转变为"社会人"。面对社会管理方式和社会结构的变化，计划经济体制下形成的国家主导的"单位式"社会保障制度已经不能适应形势发展的需要。自20世纪80年代以来，我国政府开始探索建立具有中国特色的现代社会保障体制，以适应社会主义市场经济发展的要求，为市场经济改革服务。其中，国家主导的健康政策体系被经济改革摧毁了筹资基础（王绍光，2005），国家财政和企业包揽的福利制度成为改革的羁绊，严重的矛盾纠葛使原有的医疗保障制度难以为继。而计划经济体制下的劳保医疗保障制度的弊端，比如医疗资源浪费严重、缺乏对供需双方的约束、缺乏全社会范围内的互助共济和社会统筹功能等，在经济体制改革的背景下显得更加突出。国家首先在医疗保障领域开始进行以社会化为导向的改革，逐渐退出医保制度筹资主导的位置。

1993 年《中共中央关于建立社会主义市场经济体制若干问题的决定》明确提出要在我国建立社会统筹和个人账户相结合的社会医疗保障制度，并于 1994 年在试点城市开始推进以职工医疗保险制度改革为主的新医疗保障模式。1997 年 1 月 15 日，《中共中央、国务院关于卫生改革与发展的决定》正式发布，对于社会主义市场经济体制下的卫生工作的地位、性质、方针、原则、政策以及各方面的相互关系和运作模式都提出了规范性意见，促使卫生体制改革被正式提上改革日程。1998 年国务院颁布《关于建立城镇职工基本医疗保险制度的决定》，标志着城镇职工医疗保险制度改革进入了建立新型医疗保险制度的阶段。城镇职工医疗保险制度以基本医疗保险为基础，以大额医疗救助（也称为大病统筹）、公务员医疗补助、企业补充医疗保险、特困人员医疗救助和商业医疗保险为补充。

在国家深化改革开放的背景下，大批国有企业的职工以下岗和失业的方式从旧体制剥离，非公有制经济及从业人员数量迅速增长，非正规部门和灵活就业逐渐成为我国城镇新增就业岗位的主要渠道。在传统正规部门就业的职工占总人数的比例从 1990 年的 83.6% 跌至 1999 年的 56%，年均下降 2.7 个百分点。而在此期间，私营和个体经济吸纳的就业者比重从由 4.0% 上升到 16.5%。十年间，城镇新增就业人员 4398 万人，仅非正规部门就业者就增加了 2796 万人，占新增就业人员的 63.5%。与此同时，传统正规部门共减少了 3907 万劳动者。1994 年全国私营个体企业只有 4424.3 万从业人员，而 1999 年全国私营企业、个体从业人员达到

8262.5 万人，五年之内以非正规就业为主要形式的个体、私营从业人员上涨了 86.7%。① 由此可见，非正规部门已进入稳定发展阶段，成为城镇就业的主要渠道之一。为了不将这些日益增长的非正规就业者排除在新型医疗保险制度之外②，也为了扩大新型医疗保险制度的覆盖面，落实《中共中央国务院关于进一步做好下岗失业人员再就业工作的通知》，解决非正规就业人员的医疗保障问题的具体做法是各地将非正规就业人员（以灵活就业人员为主）纳入基本医疗保险制度范围。2003 年，劳动和社会保障部办公厅发布《关于城镇灵活就业人员参加基本医疗保险的指导意见》，要求各地将灵活就业人员纳入基本医疗保险制度范围，并对具体的参保方式作了规定：已与用人单位建立明确劳动关系的灵活就业人员，要按照用人单位参加基本医疗保险的方法缴费参保。其他灵活就业人员，要以个人身份缴费参保，即城镇职工医保的覆盖目标由原来的身份甄别扩展到所有的雇员（领取薪资者）和离退休人员。到 2007 年底，城镇职工医疗保险参保人数为 1.8 亿人，占城镇人口的 30.3%。③

为了最终达到"全民医保"的目的，2007 年 7 月，国务院发布《关于开展城镇居民基本医疗保险试点的指导意见》（以下简称《指导意见》），规定不属于城镇职工基本医疗保险制度覆盖范围的中小学阶段的学生（包括职业高中、中专、技校学生）、少年儿童和其他非从业城镇居民都可自愿参加城镇居民基本医疗保险。城镇居民基本医疗保险以家庭缴费为主，政府给予适当补助，建立基本医疗保险基金，基金重点用于参保居民的住院和门诊大病医疗支出。2007年，试点城市 88 个，参加城镇居民基本医疗保险人数为 4291 万人。

---

① 本数据来源于历年《中国统计年鉴》，中国统计出版社，1991～2000。
② 1998 年国务院发布的《关于建立城镇职工基本医疗保险制度的决定》指出，乡镇企业及其职工、城镇个体经济组织业主及其从业人员是否参加基本医疗保险，由各省、自治区、直辖市人民政府决定。
③ 黄晨熹：《社会福利》，格致出版社、上海人民出版社，2009，第 310 页。

按照《指导意见》的要求，2009 年试点城市将力争达到 80% 以上，2010 年在全国全面推开，逐步覆盖全体城镇非从业居民。①

随着计划经济到市场经济的转变以及国家在医疗保障领域进行的以社会化为导向的改革，医疗费用的超常快速增长导致了低收入人群医疗服务可及性的下降，高额的医疗费用致使不少低收入家庭跌入贫困深渊。城乡贫困人口和特殊人群（主要是优抚对象中的老红军、老退伍军人、伤残军人）的医疗困难问题日益凸显。鉴于我国目前医疗保障体系实现普遍覆盖（俗称"全民医保"）尚需时日，在政府实施基本医疗保险改革的同时，医疗救助被提上日程，成为我国健康政策体系建设的一项重要任务。20 世纪 80 年代，医疗救助的概念和做法仅散见于农村扶贫或加强农村初级卫生保健的政府文件中。到 90 年代，随着城市贫困人口的剧增，一些地方开始通过政府下发专门文件以至通过地方立法开展医疗救助，并成为政府的一项职责（时正新，2002）。2005 年 3 月 14 日，国务院办公厅转发了民政部、卫生部、劳动和社会保障部、财政部《关于建立城市医疗救助制度试点工作意见》，提出"通过多方渠道筹措资金，逐步建立适合我国国情的城市医疗救助制度，切实帮助城市贫困群众解决就医方面的困难和问题"，标志着城市医疗救助制度的建设开始启动，覆盖城乡困难群众的医疗救助政策开始全面实施。目前，医疗救助制度还处在摸索阶段，许多城市正在进行试点（顾昕，2006）。

在生育健康及女性劳动保护政策方面，1988 年 6 月，国务院颁布了《女职工劳动保护规定》。这是新中国成立以来保护女职工的劳动权益、减少和解决她们在劳动中因生理机能造成的特殊困难、保护其安全和健康的第一部比较完整的、综合性的劳动保护法规，其中将女职工生育假期延长到 90 天，实施范围作了相应调整，统一了机关、事业单位和企业的生育保险制度。随着我国的

---

① 中国发展研究基金会：《构建全民共享的发展型福利体系报告》，2009。

计划经济逐步走向社会主义市场经济，企业用人用工制度也发生了变革，但是生育保障成本依然由企业负担，在经济体制转轨中出现生育保险改革滞后的情况，妇女公平就业的权利因此受到损害。从20世纪80年代末开始，一些地方政府为了解决长期困扰企业的生育费用负担畸轻畸重的矛盾，开始着手研究传统的女职工生育保障改革问题。截至1994年，全国已有18个省的300多个市县进行了女职工生育社会保险改革试点①，开始实施女职工生育基金的社会统筹，生育保险社会化和普及化的呼声越来越高。1994年12月，劳动部颁布了《企业职工生育保险试行办法》（以下简称《办法》），其核心内容是适应社会主义市场经济体制和现代企业制度的需要，实行生育保险费用社会统筹。《办法》规定生育保险根据"以支定收"、"收支基本平衡"的原则筹集资金，由企业按照其工资总额的一定比例（最高不得超过1%）向社会保险经办机构缴纳生育保险费，建立生育保险基金；职工个人不缴纳生育保险费。社会保险经办机构负责生育保险基金的收缴、支付和管理。生育保险基金支付项目有生育津贴、与生育有关的医护费用和管理费，其中，生育津贴按本企业上年度职工月平均工资计发。2004年，劳动和社会保障部颁发了《关于进一步加强生育保险工作的指导意见》，对生育保险推进方式等提出了要求。核心内容是按照生育保险与医疗保险协同推进的模式，拓展生育保险工作。虽然通过实行生育保险费用社会统筹方式解决了女职工生育保险待遇的问题，但并不意味着女职工的生育保障权利、职业安全与生命健康权利得到了进一步的保障。市场经济的转轨给新时期劳动者权利的实现和女职工的劳动保护带来新的挑战。自2006年以来，有关部门和学者一直呼吁修改1988年颁布并实施的《女职工劳动保护规定》。②

---

① 郑功成：《从企业保障到社会保障——中国社会保障制度变迁与发展》，中国劳动社会保障出版社，2009，第210页。

② 马冬玲、李亚妮：《女职工劳动保护与性别平等——"女职工劳动保护条例（修订草案）讨论会"综述》，《妇女研究论丛》2009年第1期。

1995 年 6 月 1 日，作为我国第一部保护妇女儿童健康权益的专门法律，《中华人民共和国母婴保健法》正式实施。《母婴保健法》的管理对象主要是医疗、保健机构和妇保人员，对从事母婴保健方面工作的机构进行了规范。母婴保健法对婚前保健、孕产期保健和婴儿保健进行了明确规定，使母婴保健事业走上了法制化管理的轨道。2001 年，在 90 年代"两纲"的基础上，国务院又制定了《中国妇女发展纲要（2001 – 2010 年）》和《中国儿童发展纲要（2001 – 2010 年）》，把"妇女与健康"、"儿童与健康"列为优先发展的领域之一。2001 年 6 月，国务院出台了《中华人民共和国母婴保健法实施办法》，进一步规定了婚前保健、孕产期保健、婴儿保健、母婴保健、医学技术鉴定和母婴保健监督管理工作方面的职责部门和工作内容，之后又发布了《产前诊断技术管理办法》、《婚前保健工作规范》、《孕前保健服务工作规范》等配套文件。至此，中国的妇幼卫生工作形成了以贯彻母婴保健法和两个《纲要》（一法两纲）为核心的法律法规体系，对依法保护妇女儿童健康起到了支撑作用。

在公共卫生方面，1997 年，中共中央、国务院出台了《关于卫生改革与发展的决定》，提出公共卫生改革要适应社会主义市场经济发展的要求，遵循卫生事业发展的内在规律，逐步建立起宏观调控有力、微观运行富有生机的新机制。决定明确指出，政府对发展卫生事业负有重要责任，各级政府要努力增加卫生投入，广泛动员社会各方面筹集发展卫生事业的资金，公民个人也要逐步增加对自身医疗保健的投入。卫生体制改革的结果是，医疗服务的"福利性"大幅度降低，公立医院趋利性和商业化服务色彩日益浓厚，公共卫生服务领域由"财政全额拨款事业单位"转为自收自支、自负盈亏的"企业化管理单位"，真正意义上的"公共卫生"几乎土崩瓦解（王绍光，2003、2005；刘继同，2005、2007）。1999 年 7 月，卫生部、国家发展计划委员会等十部委联合下发《关于发展城市社区卫生服务的若干意见》，为社区卫生服务规范了概念，提出了融预防、医疗、保健、康复、健康教育、计划生育技术服务为一体（简称"六位一体"）的理念，明确了社区卫生服务是社区建设的重要组成部分，还规定了社区卫生服务的总体发展目标、发展原则、措施，为开展城市社区卫生服务提供了具体的政策指导。2002 年，"非典"疫情爆发，给世界各国特别是中国带来了意想不到的、不可抗拒的巨大冲击，再次唤醒社会各界的公共卫生意识，促使人们反思公共卫生改革的成败。为此，政府一方面主导完善公共卫生服务体系，首次明确将公共卫生服务体系分为疾病预防控制和突发公共卫生事件医疗救治两部分，极大地强化了各类公共卫生部门在突发公共卫生事件医疗救治领域的应对能力和健康保障能力，从加强组织机构体系建立、加大财政投入力度、拓宽公共卫生服务领域、建设公共卫生机构信息管理体系等几方面进行了公共卫生服务体系和公共卫生政策框架建设。另一方面，将发展社区卫生服务作为构建新型城市公共卫生服务体系的突破口和关键环节予以推进。2006 年 2 月，国务院出台《关于发展城市社区卫生服务的指导意见》，指出社区卫生服务是城市卫生工作的重要组成部分，是实现人人享有初级卫生保健目标的基础环节，并明确了我国城市社区卫生服务的指导思想、基本原则、工作目标和政策措施。发展城市社区卫生服务的一个主要路径是将社区卫生服务与城镇职工医疗保险改革相结合，将社区卫生服务中的基本医疗服务项目纳入基本医疗保险范围，逐步为社区卫生服务解决可持续发展中的筹资问题。

至此，计划经济时期国家主导的健康政策逐渐被市场经济时期以基本医疗保险为核心的社会化健康政策体制（见表 4 - 2）所取代。从我国健康政策的发展演变过程来看，新的社会化健康政策体系范围显著扩大，领域拓宽，内容增多；宏观到社会环境与环境保护、卫生监督、国境卫生检疫服务，中观到学校健康、职业健康、社区健康服务；微观到家庭健康、医院临床医疗服务和个人健康议题，都属于新健康政策范式的基本范围（刘继同、郭岩，2007）。

表4-2　市场经济时期城镇社会化健康政策制度的基本框架

制度类型		具体项目	服务对象	经费来源
医疗保险	城镇职工基本医疗保险	疾病医疗（支出）	城镇所有用人单位，包括企业（国有企业、集体企业、外商投资企业、私营企业等）、机关、事业单位、社会团体、民办非企业单位的职工和退休人员，也包括非正规就业人员	用人单位和职工共同缴纳，建立基本医疗保险基金；一般地市级统筹
	城镇居民基本医疗保险	疾病医疗（支出）	不属于城镇职工基本医疗保险制度覆盖范围的中小学阶段的学生（包括职业高中、中专、技校学生）、少年儿童和其他非从业城镇居民都可自愿参加城镇居民基本医疗保险	家庭缴费为主，政府给予适当补助，建立基本医疗保险基金
	职工生育保险*	医疗保健服务、生育津贴	城镇企业及其职工	用人单位缴纳，社会统筹
医疗救助		疾病医疗（费用补助）	城市居民最低生活保障对象中未参加城镇职工基本医疗保险人员、已参加城镇职工基本医疗保险但个人负担仍然较重的人员和其他特殊困难群众	通过财政预算拨款、专项彩票公益金、社会捐助等渠道建立城市医疗救助基金
公共卫生服务	社区卫生服务	健康教育和健康促进、疾病预防、保健免疫、康复、计划生育技术服务和一般常见病、多发病的诊疗、康复服务	社区居民，主要是妇女、儿童、老年人、慢性病人、残疾人、贫困居民	财政拨款、有偿服务收入

续表

制度类型		具体项目	服务对象	经费来源
公共卫生服务	疾病预防控制	传染病及重大疾病防治和监测	面向传染病患者	财政拨款、有偿服务收入
	突发公共卫生事件应急处置	急性重大传染病爆发流行的控制、中毒控制、核和放射事故应急工作、应急医疗救援、救灾防病、重大活动卫生保障、预测预警和信息报告等	面向全体居民	财政拨款、有偿服务收入
	环境卫生整治	环境卫生、卫生监督执法、国境卫生检疫	面向全体居民	财政拨款、有偿服务收入

注：＊目前，全国在劳动和社会保障部的要求下，按照生育保险与医疗保险协同推进的模式拓展生育保险工作。而广东已经将生育保险纳入医疗保险管理系统。所以在这个部分，我们将生育保险归到医疗保险内来讨论。

从计划经济时期以政府主导的健康政策模式向市场经济时期社会化主导的健康政策模式转变过渡后，中国健康政策发展进入一个新的时期，特别是 2003 年"非典"疫情爆发后，社会各界开始反思卫生、健康与公共卫生政策的关系，从社会政策视角研究健康议题开始逐渐进入学界和政界的主流视野（王绍光，2003、2005、2007），社会政策建设逐渐凸显"以人类需要为本位"（岳经纶，2008）的特点，这些变化意味着中国健康政策框架处于重构过程中，新的健康政策体系改革初见端倪。2007 年 5 月 21 日，国务院批准了《卫生事业发展"十一五"规划纲要》，根据纲要要求，"十一五"期间，要在全国初步建立覆盖城乡居民的基本卫生保健制度框架，促进人人享有公共卫生和基本医疗服务。然而，改革开放以来，中国社会出现了社会阶层的严重分化，不同的社会阶层产生了与他们的情况相应的不同的医疗卫生服务需要和需求（分层化的医疗卫生服务需求），国家在健康照顾责任体系中的角色还在重新划分和定位，面对分层化的医疗卫生服务需要和需求与非分层化的健康政策和医疗卫生服务供给之间的矛盾，健康政策的改革和重构仍然面临着深层次的体制约束，社会利益调整任重而道远。

四 中国妇女健康政策

经由上述对面向所有社会成员的健康政策的分析，我们可以发现，早期与妇女健康有关的政策措施以劳保政策和《中华人民共和国劳动保险条例》（1951 年）中的女工保护条款为主，其保障对象为"女工人与女职员"，内容包括产妇的生育待遇及产假时间安排等。早期这些规定主要是沿袭 19 世纪欧洲国家的法令，将女工与儿童视为工作场所中的弱者而进行特别保护。女工方面主要是保护女性顾及家庭以及生殖的能力不会因工作而被破坏，能安全生育下一代使之成为新的劳动力。后来，在此基础上，国务院于 1988 年发布《女职工劳动保护规定》，劳动部于 1990 年发布《女职工禁忌劳动范围规定》，卫生部、劳动部、人事部、全国总工会、全国妇联于 1993 年联合发布《女职工保健工作规定》，这些规定组成了现行的女职工劳动保护法规体系，主要是延续产生于 20 世纪 50 年代的带有强烈"计划经济时代"特色的女职工劳动保护规定，内容涵盖了劳动妇女的身心健康及生理特殊需要方面，较多保护怀孕妇女，将就业妇女的健康置于法律条文的保护之下。项目主要包括，避免女工在特定的劳动场所、劳动环境和劳动强度中劳动的一般保护；避免女工经期在特定的劳动环境（如高空、低温、冷水）和劳动强度（如第三级劳动强度）中劳动的特殊保护；以及减免孕期、哺乳期女工工作量或调换成轻便工作，不上夜班等的孕期哺乳期保护（潘锦棠，2009）。这是保护性平等制度，即承认女性不同于男性的生理特征和传统照顾角色，通过保护女性的特殊生理和照顾角色，进而实现平等（刘伯红，2009），目的是减少和解决女职工在劳动和工作中因生理特点造成的特殊困难，保护女职工的身心健康及其子女的健康发育和成长，提高民族素质。

由于旧中国婴幼儿死亡率很高，所以新中国成立后，为了降低妇婴死亡率，更为全面深入地做好城市卫生保健工作，政府通过颁行法规、设立机构、宣传常识等措施，开始推动妇幼卫生工作，迈出了妇幼卫生行政的第一步。我国的妇幼保健机构是新中国成立后最早建立的公共卫生服务机构，是国家提供妇幼保健和基本医疗服务的主导力量。新中国成立初期，妇幼卫生工作坚持"预防为主"，以推广新法接生和妇科病普查普治为主要工作内容。20 世纪 60 年代后期，妇幼保健机构逐步恢复和建立健全，逐渐形成院、所、站三级妇幼保健网络。政策法规也不断完善，至今已经形成以"一法（《母婴保健法》）两纲（妇女和儿童发展纲要）"为核心、涵盖国家宏观卫生政策和妇女儿童健康保护专项法律法规的政策体系。

　　总体来说，改革开放以前，中国妇幼保健体系的制度性框架基本确立，但是，由于受经济社会发展水平的限制，妇女健康照顾服务停留在较低水平上。改革开放以后，中国妇幼保健范围显著扩大，健康照顾服务日趋多样，服务的专业化程度不断提高。

　　20 世纪 70 年代初，在国家领导人的支持及推动下，我国开始计划生育工作。1978 年 3 月，第五届全国人大第一次会议将"国家提倡和推进计划生育"的条款写入《中华人民共和国宪法》。从此以后，我国以国家政策、地方法规和行政手段为主，强制地推行计划生育政策。2002 年《中华人民共和国人口与计划生育法》颁布实施，使人口和计划生育工作从行政管理向法治过渡，成为现阶段稳定低生育水平的政策保证。作为基本国策的计划生育政策，很多内容涉及妇女生殖健康，可视为健康政策的组成部分。数千年来，中国人在生殖健康问题上奉行的是以婴儿为中心的模式，更确切地说，是以男婴为中心。作为孕育和生产后代的直接承担者，妇女在以婴儿为中心的生育过程中付出了许多代价，给妇女的身心健康造成了很大的负面影响。随着计划生育国策地位的确立，中国的生育行为在传统模式被打破的前提下发生了转变，再加之妇女地位的提高，生育中心的主体渐渐地转向妇女，致使妇女的健康，特别是生殖健康得到了较大的改善。但早期计划生育的社会职能是解决人口问题，其开展计划生育技术服务的主要目的是控制人口数量，并未将维护妇女生殖健康权益放在首位，更多地将妇女定位于节育避孕措施的主要使用者。自 1994 年开罗国际人口与发展大会召开以来，随着生殖健康的概念和观点被世界上大多数国家承认并接受，中国人口和计划生育委员会积极吸收国际先进理念，促使了中国计划生育政策的改革。我国政府也逐渐实现人口和计划生育工作思路和工作方法的转变，与生殖健康结合的以人为本的工作模式逐渐成为计划生育工作的主要任务，确立了从单纯的行政命令式的人口控制政策转变为以人为本、以服务对象为中心，维护公民生育健康权利的政策。[1] 开展计划生育技术服务的目标被定位为，主要保护妇女健康，防止意外妊娠和分娩对妇女健康造成的危害，尤其是控制那些过早、过多、过密、过晚的生育，以免影响母婴的健康。[2]

健康政策只关注女性生育健康的情况到了 20 世纪 90 年代开始有了些许变化，随着疾病的转型，政府开始重视非传染性疾病的预防工作，除了对常见妇科疾病进行检查外，也重视妇科恶性肿瘤的筛检工作；在某些过去被视为男性的健康问题领域中开始将女性同时纳入宣导行列，如艾滋病的预防和控制等。

中国妇女健康发展在 90 年代迎来的一个重要契机，是 1995 年联合国第四次世界妇女大会在北京的召开，会议通过了著名的《北京宣言》和《行动纲领》。在《行动纲领》确定的 12 个战略目标中，"妇女与健康"被列为第三个战略目标，指出"妇女有权享有能达到的最高身心健康的标准"。根据世妇会的精神，在我国于 1995 年制定和发布的《中国妇女发展纲要（1995 – 2000 年）》和 2000 年制定的《中国妇女发展纲要（2001 – 2010 年）》确定的

---

① 刘伯红：《全球化与中国妇女健康》，《云南民族大学学报（哲学社会科学版）》2005 年第 4 期。

② 郑晓瑛：《计划生育、妇女地位与生殖健康——生殖健康的影响因素探讨》，《人口与经济》1996 年第 6 期。

战略目标中，"妇女与健康"都被列为主要的战略领域，健康被作为妇女生存和发展中最重要的基本权利指出。《中国妇女发展纲要（2001－2010 年）》中的"妇女与健康"从提高妇女生命质量着手，提出提高妇女预期寿命、保障妇女享有计划生育权利、为流动人口中的妇女提供卫生保健服务、控制妇女艾滋病病毒感染、提高妇女健身意识和健康水平等 6 项主要目标。与 1995 年的纲要相比，2000 年的纲要把重点放在提高健康服务质量和维护妇女健康权利上，强调妇女在整个生命周期享有良好的医疗保健服务，将健康和医疗卫生资源分配于妇女一生的不同生命阶段，关心的不再仅仅是生育旺盛期的妇女，而是妇女一生的健康。妇女发展纲要规划对政府制定相关政策法规和妇女健康指标等起到了积极的促进作用。

虽然越来越多的健康政策关注妇女健康的维护，但遗憾的是，与其他国家单列有具体完备的妇女健康政策不一样，我国至今没有一个成体系的专门的国家级妇女健康政策。传统的公共卫生政策和妇幼保健机构将妇女健康包含在"妇幼卫生"项下，长期以来，妇女健康议题始终隐蔽、依附在更大的妇幼保健议题之中，"妇幼卫生"政策被视为"妇女健康"政策，形成"妇幼保健"的传统与"妇女儿童"的工作模式。妇女与儿童相连并列，一方面显示在执政者的心目中，妇女的身份近似于（或等同于）儿童，同时也表示社会关心妇女健康的目的在于维护家人及下一代的健康，而非妇女本身，致使妇女健康问题与健康需要长期受到忽视，妇女健康领域的相对独立性和专门化程度尚待提高。

总体而言，我国政府对妇女健康促进和健康政策的重视程度和统筹能力需进一步加强。像其他许多发展中国家一样，中国的妇女健康政策仍较着重于从母婴保健和计划生育的角度关注妇女健康，她们整个生命周期的其他健康问题很少成为政策的焦点。不仅如此，对妇女生殖健康/计划生育需要的过分强调，还不可避免地导致了对育龄妇女之外其他妇女人群和生育节育之外的其他健康问题的拒斥（胡玉坤，2008）。这导致健康照顾服务体系的服务对象数量有限，选择性特征明显；对于其他议题如环境与妇女健康、就业与妇女健康的关系、妇女就医环境等方面，重视得不够。健康政策多注重医疗、药诊、卫生的层面，对社会文化或环境对妇女健康的影响等关注较少，比如，经济改革社会转型后，妇女在社会中的弱势角色（在经济上、职场上及医疗资源上的弱势），以及身为照顾者角色的重担所可能带来的对于女性健康的负面影响等。另一方面，妇女健康政策的制定部门分散于卫生、计生、劳动和社会保障、民政、食品药品监管、环保、质检、安监、财政、教育、人事等多个政府部门和工青妇组织中，形成了条块分割和多元行政管理主体的分隔化政策和服务体系。[①] 妇女健康制度的这种结构性特征弱化了妇女健康体系的服务能力，导致健康政策所支持的各种服务的专业化程度不高，各类服务之间缺乏紧密的有机联系，服务间易产生分隔，影响了现有资源的有效利用和整合。有鉴于此，妇女健康问题需要采取集体主义和制度化方式来解决，女性健康政策与健康服务体系应成为现代社会福利制度与社会政策框架的组成部分。

第二节　广州健康政策的情况

一　从中央到地方——广州健康政策产生的背景

我国的政权组织体系属于中央集权制类型。其特点是国家的重大政策由中央统一制定，地方主要具体落实中央的重大政策。当然，这一过程本身也包括了地方政策制定的内容，即依据中央

---

① 就公立医疗机构的隶属而言，卫生部门管理的医疗机构仅占全国医疗机构总数的51%，其他医疗机构隶属于其他部门、行业和企业。参见杨琼瑛《影响我国医疗卫生政策制定的若干因素》，《云南社会科学》2009年第4期。

政策并结合地方实际因地制宜地制定贯彻落实中央重大政策的具有地方特色的具体政策措施。

各地的健康政策属于我国中央集权制度下的地方性政策，其特点是由中央出台指导性文件，各地区在全国统一的国家政策指导下，根据各地的实际，由省、自治区、直辖市人民政府制定，并由当地政府保障实施。地方政策相对于中央政策而言，处于从属地位。一般来说，地方政策方案必须以中央政策精神为依据，其内容一般不得超出中央政策所允许的范围。[1] 地方政策的制定总是从属于中央政策，这一特性也必然要在地方政策的决策模式中反映出来，主要表现为地方政策决策权力的有限性，即地方政府是中央政府的代理人或执行机构，其权力源自中央政府或受制于中央政府；中央政府和地方政府的权力配置是"让予式"而非"列举式"。[2] 而且，中央集权的政治体制决定了官员"向上负责"的机制，所以和中央保持一致是地方政府的重要行为准则之一。另外，"自上而下"的改革模式也决定了地方政府必须在中央政府的领导和允许之下进行改革，制定地方管理的政策和法规。在这个过程中，地方政府也以积极地影响中央政府的立法和配合中央文件制定出相配套的地方性法规和政策两种行动来表明地方政府的立场和态度。[3] 从这个角度看，广州城市健康政策的发展演变就必然与国家及广东省的健康政策紧密联系。

健康政策属于在中央集权制度背景下出台的地方性政策，其核心特点是在中央宏观指导性文件的指引下，立足本地实际情况因地制宜地制定具体的地方政策。中国幅员辽阔，人口众多，各地区的自然、经济、历史和社会条件差异显著，区域发展不平衡，因此在国家统一政策指导下不同省市、不同地区出台的健康政策

① 胡象明：《论地方政策的决策模式》，《武汉大学学报（哲学社会科学版）》1997 年第 2 期。
② 林尚立：《国内政府间关系》，浙江人民出版社，1998，第 20 页。
③ 张筠：《农民工与城市主体社会》，天津社会科学院出版社，2007，第 245 页。

存在一定差异是客观的，也是合理的。地方政府在制定本地政策时所考虑的因素中，除了立足当地的实际情况，以及自下而上的社情民意和相关健康的需要，还要考虑上级政府工作考核方面的自上而下的压力以及地方政府的财政实力、预算安排等。例如，医疗救助主要筹资来源是政府财政拨款，因此各地财政的可承受能力是医疗救助制度安排的关键；在医疗保险基金方面，目前中国除京津沪外，大多数地方基本医疗保险实行的是县级统筹方式，这在一定程度上也会对健康政策产生影响。此外，地方政府决策层秉持的健康观点和关心程度也会在某种程度上影响其在健康议题（包括女性健康）上的表现，影响其对中央政策的执行程度。广州健康政策就是在上述背景下形成产生的。

二 目前广州健康政策的主要内容和实践情况

（一）医疗保险政策

所谓医疗保险是指政府和社会通过医疗费用分担机制，为各类患者提供供得起的基本医疗服务，确保他们不会因为疾病治疗而影响生活的社会保障制度。目前，广州多层次医疗保险体系基本形成。当前，广州的城镇医疗保险主要包括城镇职工基本医疗保险，城镇灵活就业人员医疗保险，城镇居民基本医疗保险和职工生育保险。[①]

1. 城镇职工基本医疗保险

目前，广州市职工办理医疗保险的法规依据是于 2008 年 9 月 1 日起实施的《广州市城镇职工基本医疗保险试行办法》。广州城镇职工基本医疗保险覆盖了广州市行政区域内企业、个体经济组织、事业单位、国家机关、社会团体、民办非企业单位及其在职职工和退休人员。也就是说，与广州市城镇用人单位建立劳动关

---

① 目前，全国在劳动和社会保障部的要求下，按照生育保险与医疗保险协同推进的模式拓展生育保险工作。而广东已经将生育保险纳入医疗保险管理系统。所以在这个部分，我们将生育保险归到医疗保险内来讨论。

系的人员，按《职工医保办法》有关规定参加城镇职工基本医疗保险。具体的缴费标准和起付情况如表4-3所示。参加城镇职工基本医疗保险的人员，就医发生的普通门诊基本医疗费用，由普通门诊统筹金按社区卫生服务机构及指定基层医疗机构60%、其他医疗机构50%的比例支付；普通门诊统筹金最高支付限额为每人每月300元。每月最高支付限额当月有效，不滚存、不累计。近年来城镇职工基本医疗保险的参保人数稳步增长（见表4-4）。

表4-3 广州市城镇职工基本医疗保险缴费和起付标准详表

职工类型	个人缴费标准	用人单位	起付标准	支付比例	最高限额
在职职工	按其缴费基数的2%	按其缴费基数的8%	一级医疗机构500元；二级1000元；三级2000元	一级医院为90%；二级医院为85%；三级医院为80%	上年度本市单位职工年平均工资的4倍
退休人员	基本医疗保险实际缴费年限满10年，退休后享受基本医保待遇		一级医疗机构350元；二级700元；三级1400元	一级医院为93%；二级医院为89.5%；三级医院为86%	同上

表4-4 2006~2009年广州基本医疗保险参保人数

单位：万人

	2006年末	2007年末	2008年末	2009年末
基本医疗保险	307.27	332.56	555.26	608.03

2. 城镇灵活就业人员医疗保险

具有本市城镇户籍、符合本市基本养老保险参保缴费年龄范围的自由职业者或者以非全日制、临时性或者弹性工作等形式就业的非正规就业人员，按《广州市城镇灵活就业人员医疗保险试行办法》参加城镇灵活就业人员医疗保险。其中，城镇个体经济组织业主及其从业人员要参加本市住院和特殊门诊医疗保险；其他灵活就业人员可以以个人身份参加住院保险。所有参保人员须同时参加重大疾病医疗补助。参保人员以上年度本市单位职工月平均工资为基数，每人每月按4%的标准缴纳住院保险费，并按本市医疗保险规定缴纳重大疾病医疗补助金。个体经济组织业主及其从业人员，其住院保险费和重大疾病医疗补助金由个体经济组织业主缴纳；以个人身份参保的人员，其住院保险费和重大疾病医疗补助金由个人缴纳。参保人员享受广州市城镇职工基本医疗保险规定的住院、门诊特定项目和指定门诊慢性病医疗保险待遇，并按规定享受重大疾病医疗补助待遇。就医发生的普通门诊基本医疗费用，由普通门诊统筹金按社区卫生服务机构及指定基层医疗机构50%、其他医疗机构40%的比例支付。普通门诊统筹金最高支付限额为每人每月300元。每月最高支付限额当月有效，不滚存、不累计。参加住院保险的缴费年限计算为本市城镇职工基本医疗保险的缴费年限。也就是说，参保人员退休后，缴费年限满10年的，可享受退休人员基本医疗保险待遇。与城镇职工基本医疗保险参保人员可以在参保次月即享受住院保险待遇不同的是，广州市城镇灵活就业人员参加医疗保险后有半年的等待期。①

表4-5　2006～2009年广州市本级社会医疗保险灵活就业人员参保情况

年　份	2006	2007	2008	2009
以灵活就业身份参加医保人数	122354	159240	179901	205434
女　性	61724	78801	87198	98513

3. 城镇居民基本医疗保险

2008年国务院将广州列入城镇居民基本医疗保险试点范围。按照《国务院关于开展城镇居民基本医疗保险试点的指导意见》和国务院确定的试点原则和基本政策，广州市政府结合本地实际，

---

① 等待期的设置是为了避免有病才参保、无病不参保的现象，即规定首次参保的灵活就业人员从第一次缴费到开始享受待遇的间隔时间为6个月。

制定出《广州市城镇居民基本医疗保险试行办法》。根据该办法，城镇居民基本医疗保险是一种由政府资助的公立医疗保险，主要面向不属于前述在业人员的两类城镇人群：（1）在本市公办或民办中小学校、各类高等学校、中等职业技术学校及技工学校全日制就读的学生。也就是说，对于参保的学生没有户籍限制，只要在广州市学习即可参加。（2）具有本市城镇户籍的下列居民：学龄前儿童及未满 18 周岁的其他非在校人员；男年满 18 岁、未满 60 岁和女年满 18 岁、未满 55 岁的非从业人员；男年满 60 岁以上、女年满 55 岁以上，不能按月享受基本养老保险待遇的人员。居民医疗保险费分未成年人及在校学生，非从业居民和老年居民三个标准缴费和起付（见表 4 - 6）。① 参保缴费人员享受居民医疗保险的待遇范围，参照城镇职工住院、门诊特定项目和指定慢性病的有关规定执行。未成年人及在校学生、老年居民同时享受普通门（急）诊医疗待遇。居民医疗保险基金年度累计最高支付限额为上年度本市城镇单位职工年平均工资的 3 倍。

表 4 - 6　广州市城镇居民基本医疗保险缴费和起付标准详表

单位：元/人，年

	个人缴费标准	政府资助	缴费标准	起付标准
未成年人及在校生	80	200	160	按在职职工起付标准的30%执行
非从业居民	480	200	580	按在职职工的起付标准执行
老年居民	500	500	1000	按退休人员的起付标准执行

4. 职工生育保险

广州市现行的生育保险制度是 2008 年 4 月广东省人民政府在

---

① 表格中涉及的内容来自广州市人力资源和社会保障局印发的《关于调整广州市城镇居民基本医疗保险有关规定的通知》（穗人社发〔2010〕81 号），该通知从 2010 年 7 月 1 日起施行。

《企业职工生育保险试行办法》的执行经验基础上，结合当地实际出台的《广东省职工生育保险规定》。① 它对生育保险的适用范围、生育保险基金的筹集方式和支付范围，以及享受生育保险待遇的条件和范围、申办生育保险待遇的程序作出新规定。其主要特点有以下几方面：一是扩大了生育保险覆盖范围。规定将生育保险的覆盖范围从本省行政区域内的企业、个体经济组织、民办非企业单位等组织和与之形成劳动关系的劳动者扩大到国家机关、事业单位、社会团体及与其建立劳动合同关系的劳动者。二是明确生育保险与医疗保险协同推进。三是规定了生育保险费由用人单位按月缴纳，职工个人不缴费。用人单位按照本单位职工工资总额的一定比例缴纳生育保险费。生育保险缴费比例由统筹地区人民政府根据生育保险待遇的项目和费用确定，并根据费用支出情况适时调整，最高不超过本单位职工工资总额的 1%。四是规范了生育保险的待遇项目和标准。生育保险待遇包括：生育医疗费、生育津贴、一次性分娩营养补助费、计划生育手术费用及男职工假期津贴。五是明确生育医疗费由社会保险经办机构与定点医院直接结算。六是明确了异地就医办法和职工在省内跨统筹地区变换工作单位生育保险关系转移办法。截至 2008 年 4 月底，广东省有 20 个地级以上市实施了生育保险制度，参保人数有 761 万人。② 广州市生育保险参保人数也在逐年增加（见表 4 - 7）。

表 4 - 7 2006 ~ 2009 年广州市生育保险参保人数

单位：万人

	2006 年末	2007 年末	2008 年末	2009 年末
生育保险	98.25	118.91	144.90	166.13

① 《广东省职工生育保险规定（广东省人民政府令第 123 号）》于 2008 年 4 月 1 日在广东省人民政府第十一届三次常务会议上通过，自 2008 年 7 月 1 日起施行。

② 参见广东省人力资源与社会保障厅网站：《纪念改革开放 30 年推动广东劳动保障事业科学发展专题之生育保险制度改革》，http://www.gd.lss.gov.cn/ztbd/newsinfo.do? id = 1075&classid = 407。

（二）医疗救助政策

医疗救助，是指政府和社会对贫困人口中因病但又无经济能力进行治疗的人实施专项帮助和支持的行为（时正新，2002）。广州市现行的医疗救助政策是《广州市困难群众医疗救助试行办法》，是 2009 年 4 月由广州市政府根据《国务院办公厅转发民政部等部门关于建立城市医疗救助制度试点工作意见的通知》，结合本市实际情况制定出台的。该办法将具有广州市户籍的困难人员（包括最低生活保障对象、低收入困难家庭人员[①]、重度残疾人员、社会福利机构收容的政府供养人员）以及自付医疗费用有困难且影响基本生活的其他人员纳入医疗救助的范畴。其个人应缴纳的城镇居民基本医疗保险费用由政府设立的社会医疗救助金资助缴纳。城镇困难人员，医疗救助起付标准为一级医院 100 元、二级医院 200 元、三级医院 300 元。困难人员就医发生的住院、门诊特定项目和在门诊治疗的指定慢性病基本医疗费用，属于个人负担的基本医疗费用，由救助金负担 80%，其中，"三无人员"（无劳动能力，无生活来源，无法定赡养、扶养或抚养义务人）、孤儿、五保对象，由救助金负担 100% 的基本医疗费用。每人每年累计医疗救助的最高限额为 1.5 万元（不含资助的参保费用）。救助金来源以市、区（县级市）财政安排为主，社会筹集为辅。2009 年广州社会医疗救助金共资助 5.2 万名困难群众参加城镇居民基本医疗保险和新型农村合作医疗，为 12.31 万人次减免了医疗费用[②]，有

---

① 目前广州市城镇居民最低生活保障政策规定，城镇低保认定标准是人均月收入低于 398.75 元，低收入困难家庭认定标准是低保标准的 1.2 倍，即申请广州市属各区（花都区除外）低收入困难家庭认定标准是人均月收入低于 478.5 元的家庭和个人，以及"三无人员"（无劳动能力，无生活来源，无法定赡养、扶养或抚养义务人）。参见广州市民政局发布《广州第五次提高城乡低保和低收入困难家庭标准》，新华社，2010 年 2 月 3 日，http：//www. gov. cn/jrzg/2010 - 02/03/content_ 1527383. htm。

② 张广宁：《2009 年广州政府工作报告》，2010 年 4 月 12 日广州市第十三届人民代表大会第五次会议。

0.28万人获得合作医疗保障救助基金的住院医疗救助，救助金额为588万元。[①]

（三）公共卫生政策

自1997年中共中央、国务院颁布《关于卫生改革与发展的决定》和1999年出台《关于发展城市社区卫生服务的若干意见》后，广州市在建立社区卫生服务体系、加强政府领导、完善配套政策等方面开展了系列工作。2007年制定出台《关于发展城市社区卫生服务的实施意见》和配套政策，建立政府对社区公共卫生和基本医疗的补偿机制和大型医院对口帮扶社区卫生服务机构制度；启动社区卫生服务机构药品统一配送试点工作，市区两级筹资7.62亿元，对64所社区卫生服务中心进行了建设和改造。疾病防控工作成效及突发公共卫生事件监测、预警和应急处置能力提高，2009年，及时处置108起公共卫生相关事件。截至年末，全市已建成社区卫生服务中心128所，社区卫生服务站116个，社区卫生服务覆盖了全市97%以上的街道，市统筹区内92%的社区卫生服务机构纳入了医保范围[②]，8000多名社区医护人员受到培训，80万人次参加社区健康教育讲座，实现近万人次的家庭病床治疗、500多万的儿童计划免疫等。[③]

（四）女职工劳动保护和母婴保健政策

1992年，广州市根据国务院颁布的《女职工劳动保护规定》和《广东省女职工劳动保护实施办法》，结合本市实际情况，制定出《广州市女职工劳动保护实施办法》。该办法适用于广州地区范围内国家机关，人民团体，全民、集体所有制的企、事业单位，中外合资、合作和外商独资经营企业，股份制企业，乡镇企业，私营企业，个体工商业户的女职工（含固定工、合同制工、临时

---

① 广州市统计局：《2009年广州市国民经济和社会发展统计公报》，2010年3月。
② 广州市统计局：《2009年广州市国民经济和社会发展统计公报》，2010年3月。
③ 周利华、伍智恒：《广州市社区卫生服务现状分析及发展对策》，《长沙民政职业技术学院学报》2010年第1期。

工）。其中包括禁止或限制女职工从事某些作业、女职工"五期"（指经期、孕期、产期、哺乳期和更年期）的保护和福利待遇；安排女职工妇科检查等内容。

1998 年 7 月，广东省人大根据《中华人民共和国母婴保健法》和有关法律、法规，结合广东省实际，制定出《广东省母婴保健管理条例》，后于 2004 年 7 月修订。该条例是《中华人民共和国母婴保健法》在广东省的相应实施细则和配套政策，它对广东省行政区域内的婚前保健、孕产期保健、婴幼儿保健等母婴保健服务及其管理内容作出了规定。2005 年，全市市和区（县级市）妇幼保健院机构数共有 13 家，床位数达 2400 张，其中广州市妇幼保健院为三甲妇幼保健院，12 个区（县级市）妇幼保健院有 11 家为二甲妇幼保健院。2009 年全市孕产妇保健管理率、7 岁以下儿童保健管理率分别达 98.46%、99.13%。按常住人口统计，孕产妇死亡率、婴儿死亡率、5 岁以下儿童死亡率分别为万分之 1.785、3.98‰和 5.32‰（按户籍人口计算分别为万分之 1.168、4.46‰和 5.92‰）。

小　结

我国健康政策的发展演变历程是与中国经济制度改革和社会福利模式调整相关联的，主要经历了从计划经济时期以政府主导的健康政策模式到市场经济时期社会化主导的健康政策模式的转变。在这个转变过程中，国家在医疗卫生服务领域承担的社会责任在逐渐弱化，减少了公共卫生福利和服务的提供，强调了社会福利和服务的商品化和市场化。政策范式转变的实质是个人与国家关系的调整，是应对健康风险责任在社会中的重新划分，也是社会权力分配和社会资源配置模式的转变。从社会政策的视角看中国健康政策的发展演变：在价值上，从理想主义转向了实用主义；在政策目标上，从关注社会公平转向了关心经济效益；在福利提供主体上，社会福利的主要提供者从国家/单位转向了个人和家庭；在福利提供机制上，从国家计划转向了市场主导；在中央与地方的分工上，从中央主导转向了地方各自为政（岳经纶，2007）。这些变化的结果是，健康政策的制定滞后于民众健康需要，尤其是市场经济时期健康政策具有明显的应急性特征，在社会问题发生以后再予以事后的弥补（张秀兰等，2009）。目前，我国健康政策处在改革和重构时期，面临着多重挑战。

在全球妇女健康政策兴起和中国健康政策改革和重构的背景下，作为现代社会福利制度与社会政策框架的组成部分，目前我国女性健康政策与服务体系已初露端倪。对女性健康问题已从最初关注人口与生殖控制到关注妇女及人类可持续发展；从关注个体生物学意义的健康到关注群体的社会行为，进而关注影响其社会行为的一系社会结构和制度的问题，女性健康政策领域正在形成某种良性且可持续的发展态势，社会性别问题也开始作为健康领域发展中的重要问题进入健康政策的研究中。但同时妇女健康政策也存在不少问题：妇女健康政策和权益仍较着重于妇幼卫生或生殖健康方面，健康照顾服务体系的服务对象数量有限，选择性特征明显；健康政策多侧重医疗、药诊、卫生等层面，对社会文化或环境对妇女健康的影响等关注较少；妇女健康政策的制定部门分散于多个政府部门和工青妇组织中，政策和服务体系具有条块分割和多元行政管理主体分隔化的特点。总体而言，我国政府对妇女健康促进和健康政策的重视程度和统筹能力尚需进一步加强。从广州健康政策的源起订立过程与实施发展情况可以看出，在我国中央集权制度下，广州健康政策实际上是中央政府健康政策的地方性实施细则。目前，广州健康政策主要由包括城镇职工基本医疗保险，城镇灵活就业人员医疗保险，城镇居民基本医疗保险和职工生育保险的多层次医疗保险体系、医疗救助、公共卫生政策以及女职工劳动保护和母婴保健政策构成。其中，城镇居民基本医疗保险和医疗救助作为全国的试点城市开展医疗卫生制度改革示范工作。

第五章
受访非正规就业女性
健康需要及其满足

本章是实证研究的部分，主要以对广州非正规就业者的访谈资料为主，参考有关文献资料，详细报告受访者，特别是受访女性主观界定的健康内涵、健康需要及其健康需要满足的情况。

第一节　广州非正规就业情况

一　研究地背景：广州地方情况①

（一）地理位置

地理环境是人类社会存在和发展的基础，也是一个城市形成和发展的基础。广州市地处中国大陆南方，广东省的中南部，其范围是东经 112 度 57 分至 114 度 3 分，北纬 22 度 26 分至 23 度 56 分，总面积 7434.4 平方千米。东连惠州市博罗、龙门两县，西邻佛山市的三水、南海和顺德区，北靠清远市的市区和佛冈县及韶

---

① 本节统计数据除了特别注明出处的以外，其他皆来自广州市统计局 2006～2009 年的《广州市统计年鉴》（统计年鉴只到 2008 年）和《广州市国民经济和社会发展统计公报》。考虑到《统计公报》中使用的数据为初步统计数据，若有与该年年鉴不一致的，书中均选用了《统计年鉴》的数据。只有《统计年鉴》未曾提供的数据，才采用《统计公报》中的数据。

关市的新丰县，南接东莞市和中山市，隔海与香港、澳门特别行政区相望。由于珠江口岛屿众多，水道密布，有虎门、蕉门、洪奇门等水道出海，使广州成为中国远洋航运的优良海港和珠江流域的进出口岸。广州又是京广、广深、广茂和广梅汕铁路的交会点和华南民用航空交通中心，与各地的联系极为密切。因此，广州有中国"南大门"之称。[①]

（二）人文环境

广州建城已有2210年历史。多元的经济、发达的商业培育了人们强烈的经济意识及开放务实的文化性格，这种历史积淀下来的重商传统与竞争意识成为一种重要的文化特质体现在广州人开放务实的性格中。

广州的区位优势和人文特质使其得以被选择为改革开放的实验场所，国家对珠江三角洲地区实施了"对外开放，优先发展"的策略。1980年，中央在全国设立了四个经济特区（深圳、珠海、汕头和厦门），广东占3个，珠江三角洲地区就占了两个（即深圳、珠海经济特区），1985年整个珠江三角洲地区被辟为沿海经济开放区（广州成为沿海开放城市）。广州作为广东省省会，是广东省政治、经济、科技、教育和文化的中心，业已成为南方最繁华的商埠和我国三大金融中心之一，并逐步发展成中国南部地区政治、经济、科技、教育、文化中心。

（三）经济状况

1. 政府财政收入与支出

从广州2006~2009年政府财政收入与支出的情况（表5-1）来看，广州地区生产总值（GDP）每年皆有超过上年1000亿元的增长；在支出部分，近三年来社会保障与就业支出都在增加，但增速却出现下降，而社会保障和就业支出占一般预算财政支出的比值一直都有增长（见表5-2）。

---

① 参见广州市政府网站，http：//www.gz.gov.cn/。

表 5－1　广州 2006～2009 年政府财政收入与支出简表

单位：亿元，元

年份	GDP 地区生产总值	人均GDP*	一般预算收入	地方一般预算财政收入	地方一般预算财政支出	社会保障和就业支出
2006	6073.82	63100	1729	427.08	506.83	56.3
2007	7109.18	71808	2116	523.78	623.69	72.16（28%↑）
2008	8215.82	81233	2477	621.96	713.0	89.32（24%↑）
2009	9112.76	88178	2656	702.58	790.26	102.05（14.3%↑）

注：按常住人口平均数计算。

表 5－2　2006～2009 年广州社会保障和就业支出占
一般预算财政支出的百分比

单位：%

年份	2006	2007	2008	2009
地方一级	11.11	11.57	12.53	12.91

2. 居民收入与支出

从 2005～2009 年广州居民收入与支出情况（表 5－3）来看，城乡居民收入水平一直不断提高，消费支出稳步增长。

表 5－3　2005～2009 年广州居民收入与支出表

单位：元

年份	城市居民家庭人均可支配收入	农村居民家庭人均纯收入	城市居民家庭人均消费性支出	农村居民家庭人均生活消费支出
2005	18287	7080	14468	5396
2006	19851	7788	15445	5629
2007	22469	8613	18951	6342
2008	25317	9828	20836	6838
2009	27610	11067	22821	7742

广州市的职工平均工资一直以来均处于全国领先水平，比首都北京要高（见表5-4），但城镇单位在岗职工工资统计范围包括国有单位、城镇集体单位以及联营经济、股份制经济、外商投资经济、港澳台投资经济单位，而未包括城镇的私营企业和个体工商户。① 也就是说，大部分非正规就业者工资未进入职工平均工资的统计范围。根据企业提供的薪酬水平来看，非正规就业市场工资要低得多，2009年的调查显示，虽然企业已经将初次入职薪酬提升至1200元/月，但对比广州2008年的单位职工月平均工资3780元仍然相差甚远。②

表5-4　全国城市单位职工平均工资比较

单位：元/年

年　份	广州	北京	全国
2005	33839	32808	18405
2006	36321	36097	21001
2007	40187	39867	24932
2008	45365	—	—

资料来源：参见北京市人力资源和社会保障局网站，http：//www. bjld. gov. cn/ dzzw/xxcx/pjgz/；参见国家统计局网站，http：//www. stats. gov. cn/tjgb/。

（四）人口与性别比

1. 基本人口情况（年末）（见表5-5）

表5-5　2006~2009年广州市基本人口情况

单位：万,‰

年　份	全市常住人口	人口出生率	死亡率	自然增长率	户籍总人口
2006	975.46	9.19	4.45	4.74	760.72
2007	1004.58	9.45	4.20	5.25	773.47

---

① 国家统计局人口就业司：《关于上半年城镇单位职工平均工资的说明》，http：// www. gov. cn/gzdt/2009 - 08/07/content_ 1385719. htm。

② 广州职工平均工资3780元超北京上海，2009年5月20日《南方日报》。

续表

年 份	全市常住人口	人口出生率	死亡率	自然增长率	户籍总人口
2008	1018.20	8.85	4.19	4.66	784.17
2009	1033.45	8.76	4.43	4.33	—

2. 人口性别比(见表5-6)

表5-6 2005~2007年广州市人口性别比情况

年 份	男	女	性别比（女=100）
2005	3839680	3665642	104.75
2006	3883760	3723460	104.31
2007	3942645	3792142	103.97

根据广州户籍人口的性别比，广州人口男性比女性多大概15万左右。

（五）健康医疗卫生情况

2007年，广州市户籍人口平均期望寿命为77.98岁，其中男性75.25岁，女性80.94岁。截至2009年末，按常住人口统计，孕产妇死亡率、婴儿死亡率、5岁以下儿童死亡率分别为万分之1.785、3.98‰和5.32‰（按户籍人口计算分别为万分之1.68、4.46‰和5.92‰）。

2009年末，全市共有各类卫生机构2341个（不含1079个村卫生室），其中，医院224个，疾病预防控制中心19个，卫生监督所15个，妇幼保健院（所）14个。全市各类卫生机构共拥有床位5.91万张，其中，医院拥有床位5.05万张。全市共有各类专业卫生技术人员8.92万人，其中，执业医师（含执业助理医师）3.29万人，注册护士3.51万人。按2009年全市常住人口1033.45万人计算，千人口医院卫生院病床数、执业医师（执业助理医师）数、注册护士数分别达到5.71张、3.18人、3.39人，全市各类医疗卫生机构向社会提供诊疗服务10187万人次，年诊疗量首次突破1亿人次，提供住院服务161万人次。

二 广州非正规就业情况

(一) 广州非正规就业人员

从近年来广州劳动人口就业与失业情况（表 5 – 7）来看，非正规就业人员主要从事的第三产业从业人员近年来一直在增加，而且增长速度很快。

表 5 – 7　2005 ~ 2009 年广州市从业人员及增长情况

单位：万人，%

年份	社会从业人员	第一产业从业人员	第二产业从业人员	第三产业从业人员	城镇从业人员	年末职工人数	城镇登记失业人员	城镇登记失业率
2005	574.45	86.91	222.22	265.32	331.87	177.73	—	2.08
2006	609.03	84.45	237.25	287.73	359.06	203.93	—	2.06
2007	664.08	82.48	263.79	317.80	398.71	219.04	—	2.23
2008	683.79 (3.0)	82.53 (0.1)	266.14 (0.9)	335.11 (5.4)	419.54	220.53	26.06	2.32
2009	736.73 (3.1)	79.84 (– 0.1)	297.16 (3.4)	359.75 (3.6)	434.06	228.59	27.88	2.25

因为目前的统计部门没有专门对非正规就业人员进行统计，所以对于广州非正规就业人员的规模，我们只能进行估算。以 2008 年为例，该年广州市常住人口为 1018.20 万人，全市社会从业人员，也就是就业总规模（E0）为 683.79 万人，而官方统计的职工人数（E1）只有 220.53 万人（其中包括国有、集体、其他企业和单位，但未包括城镇私营、个体就业人员），姑且将其作为全市正规就业的规模，E0 和 E1 的差值 463.26 万人就可以作为当年广州市非正规就业总量的估计值（E2）。若我们用城镇从业人员（E3）419.54 万人，减去官方统计的职工人数（E1）220.53 万人的话，我们就可以得到城镇非正规就业人员的估计值（E4）为

199.01 万人。

从近年来广州非正规就业规模情况（表 5 - 8）来看，非正规就业人员总数占到社会从业人员的一半以上，而且近年来一直在增加，增长速度很快（见图 5 - 1），从 2007 年开始，非正规就业人员的年增长率都高过广州市社会从业人员的增长率，说明广州市增加的就业人员，绝大多数进入了非正规就业领域。按照我们的估算，2009 年超过 500 万的非正规就业者占全体社会从业人员的 68.9%。

表 5 - 8　2005～2009 年广州市非正规就业人员及增长情况

单位：万人，%

年份	社会从业人员	非正规就业人员	城镇非正规就业人员
2005	574.45	396.72	154.14
2006	609.03（6.0）	405.1（2.1）	155.13（0.6）
2007	664.08（3）	445.04（9.8）	179.67（15.8）
2008	683.79（3.0）	463.26（4.1）	199.01（10.7）
2009	736.73（3.1）	508.14（9.6）	205.47（3.2）

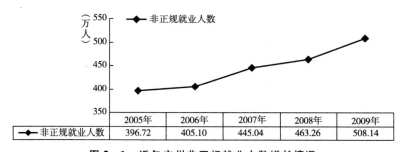

图 5 - 1　近年广州非正规就业人数增长情况

（二）广州非正规就业人员构成情况分析

广州市的非正规就业主要集中在第三层次劳动力市场，主要由下岗职工、失业人员和外来劳动力构成，如表 5 - 9 所示。这与全国很多地区的情况相同。① 由于从业技能的欠缺及城乡隔离的户籍管理制度的束缚等，农村劳动力进入城市后，大多数都是非正规就业。被旧体制"抛出"的下岗、失业人员绝大部分也是通过非正规就业实现再就业的。下岗—再就业，就劳动者本身而言，是一次剧烈的分化和新的结构性调整，它根据劳动力的年龄、性别、技能的差异对其重新配置而实现分层。正规劳动力市场（正在成立之中），将吸收其中最强、最年轻的劳动力，而把弱质劳动力驱至非正规劳动力市场。② 大量的集体企业失业人员以及其他一度已经退出劳动力市场的重新返回者中，绝大多数也是通过"非正规部门就业"和"非正规就业"再就业的。从某种意义上说，非正规劳动力市场相对低的准入标准和较低的就业成本，为他（她）们增加了就业空间。

表 5 - 9　广州市非正规就业人员构成简表③

单位:%

非正规就业人员	下岗职工	失业人员	外来劳动力	企业富余人员	退休人员	本市农民工	其他人员
所占百分比	30.4	24.5	15.3	8	1.6	1.2	19.0

非正规就业人员中除了以下岗失业者和外来农民工为主的传统的就业弱势群体外，现在也出现了高学历和特殊技能、行业人员。一方面，随着社会经济的发展和时代的进步，人们的文化理念、思想意识以及就业观念等也都相应地发生了很大变化。人们更希望摆脱固定就业模式，以拥有更多属于自己的自由空间，尤

---

① 参见张丽宾《"非正规就业"概念辨析与政策探讨》，《经济研究参考》2004年第 81 期。

② 参见金一虹《非正规劳动力市场的形成和妇女就业》，《妇女研究论丛》2000年第 3 期。

③ 本数据来自对 1000 名广州弹性就业人员的实证调查结果。参见周丽、李敏《广州市灵活就业群体的社会保障研究》，《中国人力资源开发》2005 年第 1 期。

其是一些大学毕业生的择业思想也发生了变化,认为就业不仅仅是为了生存和挣口饭吃,而是在个性不受压抑的情况下最大限度地发挥自己的能力,使自己的价值得到提升。他们不愿被特定的岗位或单位束缚,更希望摆脱那种纪律要求高、自由度少的传统固定就业模式,以拥有更多的属于自己的自由时间和空间来拓展个人的文化生活,参加各种社会活动。① 另一方面,在严峻的大学生就业形势下,非正规就业以其灵活、多样化、门槛低等特点逐步成为当代大学生就业的新途径。因此,一些大学毕业生选择了灵活就业方式,如自由职业者、网站管理者、自由撰稿人、微型的公关公司、调查公司等。2005 年,广东省应届毕业生 16 万余人,总就业率达 96.05%,其中采取灵活就业的达到 40.7%。② 2007 年,据广东省高等学校毕业生就业指导中心的统计,在就业的高职高专生中有超过七成的人选择灵活就业,本科生也有四成以上。③ 非正规就业已逐渐成为广东各类学校毕业生就业的新选择。另外一个不容忽视的趋势是,一部分首次就业选择非正规就业者,学历相对较低,例如职高和技高毕业生,在中国长期存在的劳动力供过于求的现实处境中④,由劳动力资源市场配置进入非正规就业领域。

(三)广州非正规就业两性比较

由于目前的广州从业人员统计中没有涵盖性别,所以我们用第二期广东妇女社会地位调查(1990~2000 年)的就业数据来分析和讨论城镇非正规就业两性情况。第二期广东妇女社会地位调

---

① 黄波:《大学毕业生灵活就业形式发展潜力探析》,《思想战线》2008 年第 S2 期。

② 《大学毕业生成为灵活就业生力军》,2006 年 5 月 12 日《中国劳动保障报》。

③ 郑天虹:《注重就业质量 广东大学生选择灵活就业成主流》,新华网,2007 年 11 月 7 日。

④ 据广东省社会和劳动保障厅调查显示,2004 年第三季度全省城镇新增长失业青年为 13.56 万,数量已经超过下岗人员。在需要就业的人群中,16~34 岁年龄段约为 50.15 万,占总量的 83.98%。参见郭之纯《新失业群体与大范围民工荒并存耐人寻味》,2005 年 3 月 8 日《中国青年报》。

查显示，在正规就业的正式工中，城镇在业女性比男性低了 25.4 个百分点，表明男性在正规就业中占据优势地位。而在非正规就业的临时工中，女性比男性的比率高了 11.2 个百分点，在钟点工、零工中则高了 4.4 个百分点，这表明，在城镇非正规就业中女性占了多数（见表 5 - 10）。

表 5 - 10　广东城镇男女两性在业形式比较

单位：%

分　类		男性	占城镇男性 在业总人数	女性	占城镇女性 在业总人数
正规就业	正式工	62.7	50.2	37.3	38.7
非正 规就业	临时工	44.4	17.6	55.6	28.6
	钟点工、零工	47.8	1.6	52.2	2.2
	其他	56.5	30.6	43.5	30.5
总　　计		—	100	—	100

资料来源：第二期广东妇女社会地位调查（1990~2000 年），2000 年 12 月。

从城镇在业女性总人数来看，非正规就业女性占 61%；而从城镇在业男性总人数来看，非正规就业男性只占 39%。说明广东女性就业也出现了"女性就业非正规化"的趋势（见图 5 - 2）。

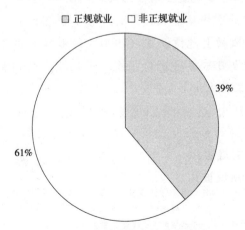

图 5 - 2　广东城镇女性就业形式

（四）城镇非正规就业女性——作为城镇劣势群体的存在

根据全国妇联所作的妇女地位调查数据，2000 年城镇从业男性的年平均收入为 8272.82 元，女性为 7073.34 元，女性收入是男性的 85.5%。如果按就业形式分，其中，正规就业的女性收入为男性的 88%，而非正规就业的女性收入仅为男性的 80.30%。就正规就业而言，男女两性的收入差为 1684.58 元，但如果是非正规就业，男性收入要比女性高出 2728.06 元。就女性自己相比，非正规就业者比正规就业年均收入要低 1665.2 元，而男性两者收入差仅为 621.72 元——这说明，即使男女就业同样被非正规化，女性收入的降低幅度要远大于男性。[①] 除了少数劳动力市场高端的非正规就业者外，多数非正规就业人员基本报酬一般不遵循正规就业的薪酬确定机制，收入普遍很低。女性在非正规就业领域中，更多从事"苦岗低薪"的工作。收入低、劳动报酬的不确定性，一方面令城镇非正规就业女性经济拮据，承受着巨大的经济压力；另一方面偏低的收入水平限制了她们的自我保障能力，许多非正规就业女性对于她们在工作和生活中可能遇到的风险几乎没有任何防范和自救能力（徐文丽，2005）。

非正规就业为在劳动力市场处于弱势地位的女性提供了更多生计型的就业机会，但这样的机会往往比较底层，而且这些就业的非正规性和不稳定性常伴随着权益受损的风险。在当前"强资本弱劳工"的格局下，非正规就业女性社会地位较低，非正规就业形式本身在劳动标准和劳动关系上的多样化和不稳定性使她们的权益极易受到侵犯，而一些非正规就业女性为了就业不惜牺牲短期利益，再加上经济社会转型中制度的缺陷与缺失，导致相关劳动权益无法得到真正有效的保障，自身权益遭受侵害。此外，国家劳动法明文规定用人单位要为劳动者缴纳社会保险费用，但在非正规就业领域被执行率却非常低。在非正规就业领域，享受

---

① 金一虹：《边缘化——全球化与妇女劳动问题》，载王丽华主编《全球化语境中的异音——女性主义批判》，北京大学出版社，2008，第 121 页。

养老、医疗服务、带薪产假以及失业和工伤保险等常常是非正规就业女性可望而不可即的权利。在广州市本级，2009 年具有广州市城镇户籍人员，以灵活就业身份参加养老保险的人员有 88726 人，只占总参保人数的 4.41%，以灵活就业身份参加基本医疗保险的人员有 205434 人，虽然比养老保险参保人数多，但从灵活就业人员的总量上看，参保率仍然很低，其中女性参保人数为 98513 人，不到总参保人数的一半。[①]

作为广州城镇非正规就业群体的重要构成部分，城镇非正规就业女性的现状可以概括为：经济社会地位较低、就业不稳定性与流动性强、权益受损明显、抗风险能力弱。城镇非正规就业女性成为劳动力市场的弱势群体，进而成为城市生活中的劣势群体，是政府与社会必须给予高度重视和关注的一个社会群体。

第二节 受访非正规就业者健康和健康需要的概念

一 受访非正规就业者个人情况

研究者在 2009 年 5 ~ 10 月和 2010 年 7 ~ 8 月在广州进行了非正规就业者的深度访谈。虽然我们的研究对象是城镇非正规就业女性，但访谈对象却包括城镇非正规就业男性，男性受访者健康需要及其满足情况主要是用来与女性受访者的情况作对照，借此来考察两性的差异。在总 56 例受访个案中，有女性对象 34 例，男性对象 22 例。受访者的个人基本资料如表 5 - 11 所示。

第一，从年龄结构来看，各年龄段都有（见表 5 - 12），其中女性最小 19 岁，最大 50 岁；男性最小 21 岁，最大 58 岁。

---

① 数据来源于广州市人力资源和社会保障局依申请公开部门对作者所申请公开广州市灵活就业的基本情况及相关数据的答复。

表 5-11 受访非正规就业者个人基本情况

单位：岁，元

个案编码	性别	年龄	受教育程度	就业类型	婚姻状况	生育状况	家庭结构	经济收入	自评身体健康状况	目前是否承受病痛或患病	是否参加医保
W1	女	41	初中	清洁工	已婚	已育	与公婆、丈夫、女儿同住	1200	C	是，风湿，血压低	有
W2	女	49	高中	居委会协管员	已婚	已育	一家四口	1300	C	是，老胃病	有
W3	女	47	初中	××酒楼帮工	已婚	已育	一家三口	1200	C	是，低血压	有
W4	女	43	高中	家政服务	离异	已育	与女儿同住	3000	C	是，慢性病	有
W5	女	28	大专	网络卖家	已婚	已育	一家三口	1000	C	是，胃痛，妇科病，颈椎痛，精神压力大	无
W6	女	32	大专	个休户	已婚	已育	一家三口	3000	C	是	有
W7	女	20	高中	导师助理	未婚	未育	与父母同住	1000	B	无	无
W8	女	30	中专	保险销售	已婚	未育	与父母同住	1000	C	是，妇科病	无
W9	女	21	技校	凉茶坊的营业员	未婚	未育	与父母同住	1200	B	无	无
W10	女	25	大专	化妆品直销员	已婚	未育	与父母同住	2000	B	是，妇科病	无
W11	女	23	大学	保险销售	未婚	未育	与父母同住	3000	B	无	无
W12	女	23	大学	自由职业者——翻译	未婚	未育	与父母同住	5000	B	无	无
W13	女	20	大专	家教	未婚	未育	与父母、外婆同住	2000	B	无	无

续表

个案编码	性别	年龄	受教育程度	就业类型	婚姻状况	生育状况	家庭结构	经济收入	自评身体健康状况	目前是否患有病痛或患病	是否参加医保
W14	女	20	技高	服装销售员	未婚	未育	与父母同住	1400	B	是，妇科病	无
W15	女	19	职高	推销员	未婚	未育	与父母同住	1000	A	无	无
W16	女	26	卫校	药品推销员	已婚	已育	一家三口	3000	C	是，妇科病	无
W17	女	47	初中	服务员	已婚	已育	与丈夫、儿子同住	2500	D	是，糖尿病	有
W18	女	36	高中	×× 饭店员工	已婚	已育	与母亲、丈夫、女儿同住	2000	D	子宫襄肿	有
W19	女	28	高中	24小时便利店店员	未婚	未育	与父母同住	1800	C	妇科病	有
W20	女	48	高中	自家档口摆摊	已婚	已育	一家三口	3000	C	妇科病、腰痛	有
W21	女	30	大学	劳务派遣	已婚	已育	一家三口	3000	B	妇科病	有
W22	女	50	高中	保利物管	已婚	已育	一家三口	1900	C	是，妇科、糖尿病、高血压	有
W23	女	28	大学	劳务派遣	已婚	未育	爸妈、丈夫同住	2000	C	慢性病、妇科病	有
W24	女	39	高中	自由职业者	已婚	已育	与公婆、丈夫、女儿同住	1000（不定）	B	是，肾虚、腰痛	有
W25	女	24	大学	街道雇用临时工	未婚	未育	与父母同住	1000多	B	是，胃病	无
W26	女	46	高中	个体户	已婚	已育	与夫子女	3000	A	是，妇科病	无
W27	女	26	大学	投资做生意	未婚	未育	爸、妈及两个妹妹	8000	B	是，妇科病	无

续表

个案编码	性别	年龄	受教育程度	就业类型	婚姻状况	生育状况	家庭结构	经济收入	自评身体健康状况	目前是否承受病痛或患病	是否参加医保
W28	女	24	大学	私人小公司职员	未婚	未育	与父母同住	3000	C	是，妇科病	无
W29	女	23	大学	外贸跟单员	未婚	未育	爸妈和弟弟同住	5000	A	是，妇科病	无
W30	女	28	大学	合伙创业卖衣服	未婚	未育	与男友同住	20000	B	是，妇科病	无
W31	女	25	研究生	政府单位雇用	未婚	未育	与父母同住	3000	A	无	有
W32	女	32	大学	事业单位雇用	已婚	已育	母亲、公婆、丈夫、儿子同住	2000	B	无	有
W33	女	27	大学	事业单位雇用	已婚	未育	与丈夫同住	2000	A	无	有
W34	女	40	大学	事业单位雇用	已婚	已育	与丈夫、女儿同住	3000	B	是，妇科病	有
M1	男	46	初中	清洁工	已婚	已育	与父母和妻儿同住	1200	B	无	有
M2	男	40	高中	装修队工头	已婚	已育	一家三口	4000	B	无	无
M3	男	25	高中	大物管公司物管	未婚	未育	和爸妈同住	900~1000	A	无	无
M4	男	58	高中	保安	已婚	已育	与妻儿同住	900~1000	B	有小病，胃病	有
M5	男	30	大学	保险销售	未婚	未育	和爸妈同住	5000	B	有小病，咳嗽	有
M6	男	50	高中	保安	已婚	已育	妈妈、妻子、女儿	1300	B	无	无
M7	男	27	大学	保险销售（外资）	未婚	未育	和爸妈同住	2000	A	无	有
M8	男	53	初中	打理出租屋	已婚	已育	妻、女、子同住	10000多	C	是，慢性病	有
M9	男	23	大学	广场个体卖衣服	未婚	未育	与父母和婆婆同住	4000	B	经常抑郁烦躁	无

续表

个案编码	性别	年龄	受教育程度	就业类型	婚姻状况	生育状况	家庭结构	经济收入	自评身体健康状况	目前是否承受病痛或患病	是否参加医保
M10	男	22	大学	物业公司职员	未婚	未育	与父母同住	1000	B	无	有
M11	男	36	高中	事业单位雇用	已婚	已育	与父母妻儿同住	2500	B	无	有
M12	男	24	高中	承包工	未婚	未育	与父母同住	1000	B	无	无
M13	男	23	大学	零星就业	未婚	未育	与父母同住	1000（不定）	A	无	无
M14	男	24	大学	打零工、季节工	未婚	未育	与父母、姐姐同住	1200	B	无	无
M15	男	20	高中	汽修工	未婚	未育	与父母、哥哥同住	1500	B	是，神经衰弱、失眠	无
M16	男	47	大学	合伙做生意	已婚	已育	与妻儿同住	3000（不定）	B	无	有
M17	男	48	高中	保安	已婚	已育	与妻儿同住	1370	B	无	无
M18	男	38	高中	私人事务所秘书兼司机	离异	未育	一个人住	5000多	A	无	有
M19	男	23	大学	个人投资者	未婚	未育	与父母同住	5000	A	无	无
M20	男	24	大学	专职家教	未婚	未育	与父母同住	2000	B	无	无
M21	男	23	高中	自主创业奶茶	未婚	未育	爸妈、奶奶、姐姐	1500多	A	无	无
M22	男	27	大学	保险（分包）	已婚	未育	与父母、妻子同住	3000多	B	无	有

注：因为页面空间问题，有些个案的个人背景资料项目没有纳入表中。自评身体健康状况 ABCD 分别为 A：健康；B：基本上健康，偶尔有小病；C：身体经常有病痛，但还可以工作生活；D：身体健康状况差，需要经常进行治疗，影响工作和生活。

100

表 5 – 12　受访者年龄结构

单位:%

	女	占女性总人数的百分比	男	占男性总人数的百分比	总数	占总人数的百分比
20 岁以下	4	12	1	5	5	9
21 ~ 30 岁	17	50	12	54	29	52
31 ~ 40 岁	5	15	3	14	8	14
41 ~ 50 岁	7	20	4	18	11	20
51 ~ 60 岁	1	3	2	9	3	5

第二,从婚姻状况来看,未婚 26 人,其中女性 14 人,男性 12 人;有配偶的 28 人,其中女性 19 人,男性 9 人;离异 2 人,男、女各 1 人。

第三,从受教育程度来看,初中教育程度 5 人,占 9%,其中女性 3 人,男性 2 人;高中、职高、中专、技高、卫校等文化程度的 24 人,占 43%,其中女性 14 人,男性 10 人;大专及大学文化程度的 26 人,占 46%,其中女性 16 人,男性 10 人。研究生及以上文化程度的 1 人,女性。

第四,从就业类型来看,非正规部门就业与正规部门的非正规就业的各种就业形式都有(见表 5 – 13)。

表 5 – 13　受访者就业类型分布情况

		就业类型	人数	女性	男性
非正规部门的就业	自雇型就业	个体经营户	5	2	3
		合伙经营户	4	2	2
	独立服务型就业	家庭小时工	3	2	1
		街头临时工摊贩	1	1	0
		其他零星就业	2	1	1
	雇工在 7 人以下的小型微型企业的受雇者		13	8	5
	自由职业者		3	2	1

	就业类型		人数	女性	男性
正规部门的非正规就业	大中型企业雇用	大中型企业雇用的短期临时性就业	8	5	3
		大中型企业雇用的承包工、分包生产或服务项目的外部工人	7	3	4
		大中型企业雇用的劳务派遣就业	2	2	0
		大中型企业雇用的季节性就业	1	0	1
	政府雇用	政府部门雇用（补贴）	1	1	0
		社区（街道）雇用	2	2	0
		机关事业单位雇用	4	3	1
总　　　计			56	34	22

第五，从家庭结构来看，一对夫妇与未婚子女构成的核心家庭最多，包括单亲家庭，有 40 人，占总受访者的 71%，其中，女性 27 人，占女性受访者的 80%；男性 13 人，占男性受访者的 60%。包括三代直系家庭和两代直系家庭的传统家庭，有 14 人，占总受访者的 25%，其中，女性 6 人，占女性受访者的 18%；男性 8 人，占男性受访者的 36%。另外，离异后过独居生活的男性受访者 1 人；和男友过同居生活的女性受访者 1 人。

第六，从个人经济收入看，受访者的人均月收入均能够超过广州 860 元最低工资标准。[1] 收入在 860～1400 元的有 20 人，占总受访者的 36%；其中，女性 11 人，占女性受访者的 32%；男性 9 人，占男性受访者的 40%。收入在 1500～2000 元的 12 人，占总受访者的 21%；其中，女性 8 人，占女性受访者的 24%；男性 4 人，占男性受访者的 18%。2100～3000 元的 13 人，占总受访者的 23%；其中，女性 11 人，占女性受访者的 32%；男性 2 人，占男性受访者的 9%。3100 元以上的 11 人，占总受访者的 20%；其

---

[1] 2010 年 4 月 28 日，广州市人力资源和社会保障局召开新闻发布会，宣布最低工资标准从 5 月 1 日起由 860 元上调至 1100 元。但是，我们的受访者接受访谈的时间基本都是在这个时间点之前，因此，研究中仍用 2009 年的最低工资标准。

中，女性4人，占女性受访者的12%；男性7人，占总男性受访者的32%。

第七，从自评身体健康情况来看，受访者认为自己身体状况健康的有11人，占总受访者的20%，其中，女性5人，占女性受访者的15%；男性6人，占男性受访者的27%。认为自己身体基本上健康，偶尔有小病的有29人，占总受访者的52%；其中，女性14人，占女性受访者的41%；男性15人，占男性受访者的68%。认为自己身体经常有病痛，但还可以工作生活的有14人，占总受访者的25%；其中，有女性13人，占女性受访者的38%；男性1人，占男性受访者的5%。认为自己身体健康状况差，需要经常进行治疗，影响工作和生活的有2人，占总受访者的3%；2位皆为女性，占女性受访者的5%。受访男性和女性在对自身健康方面的态度和评价存在较大差异，与女性相比，男性对自身的健康状况评价较高（见图5-3）。这与全国的调查结果是一致的。[①]

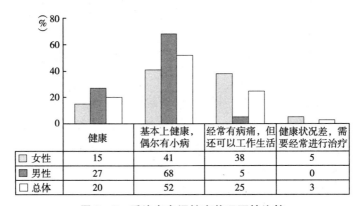

	健康	基本上健康，偶尔有小病	经常有病痛，但还可以工作生活	健康状况差，需要经常进行治疗
女性	15	41	38	5
男性	27	68	5	0
总体	20	52	25	3

图5-3 受访者自评健康状况两性比较

自评健康融入了很多个人经历、体验以及在所处文化中对健康的理解与期待。尽管自评健康主观性很强，但能反映潜在的生

---

① 参见中国预防科学研究院营养与食品卫生研究所进行的"中国经济、人口、营养与健康调查"。

理、心理和社会角色功能变化。对健康的性别差异这一现象的解释，除了男女之间本身客观的生理区别，学者认为，一方面，女性比男性更倾向高报（over - report）发病的情况，女性更容易把自己的健康状况报告为不好（Waldron，1983）；另一方面，男女健康自评的差异性与我们传统观念中对男女角色的分配以及双方的经济地位有很大关系，男性一般是家庭经济收入的支柱，并且男性比女性有更多的决定家庭事务的责任和权力，因而他们对自身的身体状况较为乐观、自信，健康评价较为积极。相对而言，女性则较为保守（Arber & Cooper，1999）。

第八，从目前是否承受病痛的情况来看，受访非正规就业女性患病率（25 人，73%）高于受访的非正规就业男性（4 人，18%）。访谈发现，受访女性大多患有妇科病和一些慢性病，并且长期患病。女性患病率高的原因，在吉登斯看来，可能是因为女性扮演的多重角色，包括专业职责、家务劳动及教育孩子等，增加了女性的压力。妇女的健康和疾病模式可以由构成妇女生活的职业工作、家务劳动、生育、孩子养育、计划生育等主要活动领域得到最好的解释。他指出，这些不同劳动的累积性效果是妇女健康状况的主要决定因素。[①]

第九，从是否参加了基本医疗保险的情况来看，有 27 人参加了，占总受访者的 48%；其中，女性 17 人，占女性受访者的 50%；男性 10 人，占男性受访者的 45%；未参加医保 29 人，占总受访者的 52%，其中，女性 17 人，占女性受访者的 50%；男性 12 人，占男性受访者的 54%。

二　受访城镇非正规就业者健康概念

"城镇非正规就业女性的健康需要状况？"是本研究的基本问题之一。因为维护健康是人们健康需要的最终目的，民众的健康

---

① 安东尼·吉登斯：《社会学》（第四版），赵旭东等译，北京大学出版社，2003。

需要与民众对健康的理解密切相关。然而，何为健康？城镇非正规就业女性的健康概念对她们主观界定健康需要及其构成要素意义重大，影响深远，因此，界定和了解受访者的健康概念，有利于本研究对其健康需要的理解和分析。

在受访者心中，健康定义最核心的方面是"生理健康"。受访者一致认为"没有生病"的表现就是健康。

个案 W3 说："健康就是不生病。"

个案 W5 说："身体好，不生病就是健康。"

个案 W22 说："没有病痛、不用看医生、不吃药，身体好好的就是健康！"

"没有疾病就是健康"体现的是人们心中的传统的健康概念，即是与疾病相对的、与单纯的生物医学模式相适应的注重人的生物因素的概念。

不少受访者主观界定的健康方面还包括"心理健康"方面，以及对复杂的、多变的社会环境具有良好的适应性。

个案 W19 说："健康嘛，身体好很重要，但心理、精神面貌也要好，要吃得下、睡得着。"

个案 W11 说："健康是身体好和心情好。"

个案 W16 说："健康除了身体不生病，还有思想上也不能够生病，东想西想、心情不好、不愉快容易生病，就不算健康。"

个案 W6 说："健康包括很多面啊，说几个，第一，不要生病，身体健康，还有精神好，心情好，还要心态好，做事积极，有干劲。"

个案 W34 说："健康就是身体上、心理上、社会上都要 OK 才行。社会方面就是说不要老是看别人不顺眼，别老是妒忌别人，别老是钻牛角尖。"

这些对健康概念的主观界定肯定了健康概念包含了心理和社会处事及适应能力等多方面的内容，反映人们越来越注重健康的心理和社会层面。

还有一些受访者提到，健康也包括"具有基本的工作能力"。

个案 M2 说："健康不仅是没病没灾，还要能够工作、干活才行，身体是革命的本钱嘛。"

个案 W4 说："身体健康就是能够做野（做事、干活），有工开也不（那么容）易病。"

综上所述，受访者主观界定的健康及其主要构成包括生理、心理和社会适应、社会参与方面，即人拥有健康的身体，健康的精神和与人和谐相处，相互合作，具有从容应对变化的能力，而不仅仅是指没有疾病和身体不处于虚弱状态。

受访者的健康概念界定反映医学模式、医学教育模式和健康照顾服务体系的结构变化，说明受访者越来越注重生理、心理、社会健康状况之间的相互影响与相互作用（见表5-14）。

表 5-14　受访者健康概念要素分析

单位：人，%

健康概念主要构成要素	受访者的典型的主观界定及其原始表述	受访者认同比例	
		女	男
生理	不生病；不用看医生；不吃药	34100	22100
心理	思想上不生病；心情好；心态好	2574	1672
社会适应和社会参与	社会上要 OK；做事积极；能够工作、干活	824	627

受访者在健康概念的认识和界定上，在生理和心理层面，以及在健康的社会适应和社会参与方面的认识男女两性受访者是一致的，没有什么认识上的差异，只是大家都对生理层面的健康更为认同和重视。

三　受访城镇非正规就业者健康需要

谈到健康需要方面的情况，所有的受访者都认为疾病医疗方面的需要是其健康需要的主要方面。受访者对疾病医疗的需要非常强烈，谈得最多的就是"有钱看病、看病方便"等医疗可及性和就医环境方面。

个案 W3 说："我在健康需要的方面，主要是看病的需要，生病了要有钱看医生，现在大家都不敢生病，也不是说不敢生病，是说不敢看医生，看病太贵，我的健康需要就是看得起病！"

个案 W19 说："健康需要嘛，就是看病便宜些，看病方便些。最好看病不要钱，呵呵，谁也不想生病，谁都不会去占政府的便宜的。"

个案 M15 说："健康需要就是有病有得医！"

个案 W32 说："一些女性专科最好多些女医生或女护士，多些（医前）沟通。"

受访者健康需要方面还包括疾病预防和健康保健方面的需要。

个案 W16 说："健康需要主要是预防方面，就是要先预防，多锻炼。"

个案 W20 说："平时多注意保养，女人更要保养，多喝药（膳煲）汤；有些时期要注意保暖、不用冷水啊，只有这样才会健康，要不老了你就后悔了。"

个案 M38 说："其实平时就要多注意多预防，这样就可以少生点病，也可以少花钱，省很多事。"

个案 W26 说："保健预防好重要，比如体检，疾病检查啊，有条件就要去体检了，电视上都说每年都要查查才好；现在有些街上的免费体检很不正规，一去体检就说你需要治疗，说得很吓人，然后就推销好多药，不花钱变成花钱，还是要去正规医院才行，但是费用又高，等有钱了再说。我是有这个需要，但是没有钱啊！"

健康的环境，包括生活环境、饮食环境和工作环境，也是受访者所界定的健康需要的构成要素之一。

个案 W32 说："健康需要太多了，看病、看医生方面、保健方面、卫生方面，特别是食品卫生，安全方面，现在动不动就说（食品）有毒的，我们怎么可能健康？"

个案 W3 说："现在的情况是，一个是自然环境太差，连水都受污染了，我们都得喝桶装水，每个月花钱不说；还有就是人心都变坏了，买（卖）的东西大多都不好，报纸经常讲啊，什么有毒，但是没有办法只能够小心点，吃还是要吃。这些肯定都对健康不好啊，要想健康，这个方面要重视。"

个案 W22 说："现在很多病都是环境不好搞出来的，环境影响健康。'非典'说到底不就是环境不卫生吗，你传（染）我，我传你，大家都生病。"

个案 M2 说："开工的时候要小心，运气不好遇到有毒的东西那就麻烦了。这个和健康也很有关系啊。上次有个工友尿血啊，一停工就好了，一开工就又有了，医生都说是工作环境的问题了，但是究竟是什么又查不出来，老板也不认。"

在我们的访谈中，有 14 名访谈者提到健康照顾方面的需要，虽然只占受访者的 25%，但是其中包含了所有家中有失能者需要照顾的受访者（4 名）。也就是说，对于家中有失能者需要照顾的受访者而言，健康需要是她们必然的需要。

个案 M4 说："最好老了能够有人照顾，机器坏了有人修一修！"

个案 W18 说："以前我妈没有中风，所以不知道复健这么重要，照顾病人这么辛苦累人，但是好的复健和照顾确实能够帮助病人康复，你不好好照顾她，她更辛苦，病得更重。这个应该也算是健康需要的一部分吧。"

个案 W5 说："我真的需要有人来帮忙带（照顾）童童（疑是罹患自闭症的女儿），我一个人整天对着她……请保姆又不合算，我有钱就（给童童）治病了，哪有闲钱请人，但是童童和我的健康都需要这方面的帮助。"

个案 W22 说："健康需要当然也包括生病后的康复和照顾。"

从访谈情况来看，受访者的"健康需要"与疾病医疗、疾病预防和健康保健、健康的环境以及康复和健康照顾密切相关。根据对访谈情况的分析，具体来说，疾病医疗方面包括提高医疗可及性和改善就医环境的需要；疾病预防和健康保健方面的需要包括疾病预防和健康保健知识的需要、妇女保健需要以及健康检查的需要；健康的环境包括拥有健康、可持续的生活环境的需要和拥有安全、健康的工作环境的需要；健康康复和健康照顾方面包括作为被照顾者提出的需要以及作为照顾者提出的需要两方面（见表5－15）。大部分的健康需要都是男女两性均有的，但与男性不同，女性在构建对妇女友善的就医环境、妇女保健、妇科检查、女工劳动保护以及作为照顾者提出的康复和健康照顾方面的需要更为重视，需要体验也更为深刻。

表5－15 受访者健康需要构成及性别差异

健康需要构成方面	各主要方面构成要素		健康需要构成的性别差异		
			男性	女性	
疾病医疗需要	提高医疗可及性	看病费用降低	有	有	详见第三节
		看病方便	有	有	
	改善就医环境的需要	医疗服务秩序更规范	有	有	
		对妇女友善的就医环境		有	
疾病预防和健康保健	疾病预防和健康保健知识的需要		有	有	详见第四节
	妇女保健需要	经期保健需要		有	
		孕期保健需要		有	
		更年期保健需要		有	
	健康检查的需要	身体健康检查	有	有	
		妇科检查		有	
健康的环境	健康、可持续的生活环境的需要	食品和卫生环境	有	有	
		社区生活环境	有	有	

健康需要构成方面	各主要方面构成要素		健康需要构成的性别差异	
			男性	女性
健康的环境	拥有安全、健康的工作环境的需要	安全和健康的自然、物理环境（避免工伤、职业病）	有	有	详见第五节
		对女性关怀的工作管理制度的软环境（女工劳动保护）		有
康复和健康照顾的需要		作为被照顾者提出	有	有	详见第六节
		作为照顾者提出		有

第三节　受访非正规就业女性对疾病医疗的需要及其满足

一　对疾病医疗的需要

（一）提高医疗可及性的需要

受访者在谈到疾病医疗方面的需要时，主要是对目前医疗现状中"看病难、看病贵"现象改善的期待，希望能够提高医疗可及性。

1. "看病便宜点"的需要

个案 W3 说："生病了要有钱看医生，现在大家都不敢生病，也不是说不敢生病，是说不敢看医生，看病太贵，我的健康需要就是看得起病！"

个案 W5 说："去一次医院就相当于白干半个月，不到万不得已，还是不要去的好。"

个案 W13 说："医疗需要肯定有的啊，即使现在没病，老了也会有，但是，要是看病太贵，就没有办法了……医院去一次就要好多钱，去不起啊。"

个案 W6 说："看病一般去 SRM 医院，我从小就在那里看，熟悉，而且这家医院值得信赖，水平高，就是人太多，这几年看病费用比以前贵多了。"

个案 W23 说："上次我喉咙发炎，话都说不出来，还发烧，没有办法了，只有去 ZS 三院看医生，吊针吃药花了差不多 200 元，医保卡只出 60 多元，去看病请假扣工钱 50 元，这样一来一去就是 200，我一个月才挣多少……真是不能去医院，能不去就不去！"但同时，W23 也无奈表示："谁都会生病，不可能生病等死也不去看医生吧？说到底还是想它（看病费用）便宜些。"

2. "看病方便些"的需要

个案 W17 说："看病我只去老医院，正规医院，那些小医院，不熟悉的医院不敢去。但是（医院）人太多，去晚了老医生的号挂不到，排队，交钱，拿药时间很长，看病一小会，一天都用在看病上了。钱花得也多，去小医院也不便宜，有时候花得更多……人很累，很辛苦……当然希望能够改变，变好，就是（就医）便宜点、方便的。"

个案 W1 说："去一次医院要花太多时间，到处都是人，挂号排队，看医生排队，交钱、领药都得排队……我们不返工（上班）、请假要扣钱的，很不方便……附近的小诊所，去了几次了，没什么效果，看了和没看一个样，都是那几个药，我自己都会买来治。"

有胃炎的个案 W2 就更为直接地说，"如果不是痛得受不了，我都不去看医生，吃点胃药啊，止痛药啊就过去了"，"看医生太麻烦，好多不方便，而且家里、工作也走不开，人老了就会有很多毛病，正常啦"。

从访谈结果我们发现，一方面很多受访者看病首选医疗质量好，自己信赖的医院，普遍是三甲医院。但因为大医院看病贵，优质医疗资源收费高，所以表示看病负担重，看病不方便；另一方面因为对社区诊所、街道医疗服务机构缺乏信心和不信任，所以较少到这些机构就诊，结果导致"看病难"。总之，受访者对疾病医疗的需要主要是通过"看病便宜些，看病方便些"来提高医疗可及性。

（二）改善就医环境的需要

在疾病医疗需要方面有一个议题是受访者谈论较多的，这个议题就是就医环境改善问题。

1. 医疗服务秩序更规范的需要

个案 M4 说："现在医院信不过！有病别轻易上医院。"谈及原因，他认为："医院现在都是为了赚钱，看病就像做生意！"

个案 M21 说："希望医生不要为钱多开药和多做检查。"

个案 M16 也表示，除了觉得就医费用太高，而"医生乱开检查，过度医疗"的行为也是个大问题，需要尽快改善。

个案 W34 说："尽量别生病，生病上医院要找熟人，特别是大的病，一定要有关系，心里才踏实。"这样做主要是"担心他（医生）乱来啊，乱开检查，不熟的人每次开一大堆药，花好多钱，认识的人，要好很多，态度也好，钱也不多，心里更踏实"。

个案 W6 说："最怕的就是去医院，挂号要很久，还不一定能挂到，挂到又是等很久，见到了医生，问都没有问几句，挂号时间长过看病时间……要么就是开一堆检查单，要么就是开一堆药，有的药已经吃过，家里还有，照样开，说了白说。"

卫校毕业的个案 W16 说，自己很清楚过度医疗猫腻多，"有的时候病不严重，可以用青霉素治疗，但是医生非开先锋霉素给你；还有 B 超检查就可以的，医生也会搞成 CT 检查"。"我小病都自己买药吃，非要去医院就要找熟人了，我一家都这样做，没有办法，只能够这样"。

个案 W32 说："每次上医院看病，心里都有很多担心，担心花钱太多，担心遇到的医生不好，乱开药，乱（安）排检查，态度不好，担心治疗效果，担心的事挺多，真的很不舒服，本来生病就已经很难受了，还要操心这些（医疗服务），真的很烦。"

受访者对医生"过度医疗"担心的背后是对现有医疗信息不对称、看病时精神需要得不到满足、对医生道德自律不信任等种种问题缺乏安全感的表现。换句话说，受访者在改善就医环境方面提出医疗服务秩序更规范的需要。

2. 对妇女友善的就医环境的需要

在访谈中，我们能够感受到女性受访者很关注医疗环境是否对妇女友善，是否充分尊重女性的就医权益及其自主性，表现出对女性隐私保护及身体自主权方面的就医需要。也就是说，除了与男性一样，女性对就医环境中医疗服务秩序有更规范的需要外，构建对妇女友善的就医环境的需要是女性受访者特有的、备受女性关注的，且与女性自身健康密切相关的需要（见表 5-16）。

女性受访者大多表示曾在就医时遭受不友善的待遇；特别还提到害怕做妇科检查以及想找女医师做妇科检查，除了妇科检查可能使妇女感到不适与不好意思外，与妇女过去有不好的妇科检查经验有关。

比如，妇科检查使患病妇女感到难为情，如遇到男医生会更害羞；遇到妇科检查被人打扰觉得隐私保护不够等，因此不愿去医院进行妇科检查。

个案 W12 说："现在医院的诊室和病床都是开放式（设计），看病、接受治疗以及换药时，常会有隐私（性问题）的困扰。特别是看妇科，好像一些大医院有改善，但是还是会遇到尴尬的时候。上次我在 ZS 医院看病，本来是女医生给我看，中间进来两个男的，说是医生带的学生，我的衣服撩起来还来不及放下，就进来了，好尴尬。"

个案 W9 则向我们提及女性医生的不足，使她感受到就医的不便，"我很害怕遇到男医生，特别是看妇科病，我觉得很不方便"。

个案 W32 说，"我看乳腺增生，病情还没有讲完，（男）医生就把手放（乳房）上来了"，虽然有心理准备，医务人员可能会有一些身体上的接触，但由于这些接触在未及时告知的情形下，所以让 W32 感觉非常不舒服。W32 说："一些女性专科最好多些女医生或女护士，多些（医前）沟通。"

女性受访者比较在意医护人员的医疗服务行为和态度，一些受访者认为医护人员的服务态度、服务方式和医疗技术都至关重要，它直接影响到就医者就医行为的选择。

个案 W16 说："上次看病把我气得半死，我问问医生为什么要开那些药，医生就说：'你是医生还是我是医生，我开了药，你要么拿药，要么走人。'态度很差，以后再也不找他看病……病没有看好，反倒受一肚子气。"

由于社会文化的影响，女性羞于谈论妇科病及与性相关的话题，甚至一些妇科疾病还会给患者带来"污名"和歧视。

个案 W33 给我们讲述了她"终生难忘"的一次就医经历。她到妇科去检查，结果医生的诊断是"疑似尖锐湿疣"，W33 当时还未婚，问医生这个病症有可能是什么引起的，本想多了解情况以后好预防和治疗，没有想到那个男医生用一种很夸张的语气很大声地说："怎么得的我怎么知道，这个你要问你的男朋友啊，怎么来问我？"W33 说自己当时感觉脸发烧，手脚发抖，总觉得所有诊室的人都在看着自己，从此留下了心理阴影，直到现在都不愿意接受男医生的检查。

医疗处置沟通和医疗处置的选择权也是女性受访者提及的一个方面。受访者需要在接受适当的医疗处置前就能够获得充分信息，在此情况下，由自己做出医疗处置的选择。

个案 W32 说："现在有些医生真的很没有良心，上次我妈在 HQ 医院住院割扁桃腺，做了很多检查，最后出院花了 1 万多元，自付 5000 多元；两个星期后，我同学的妈妈，乡下来的，年纪好像比我妈还大，做同样的手术，才花了 3000 多元，就因为我同学是 HQ 医院的护士，好多检查都没有做，好多药用的比我们的便宜，你说，这不是无良是什么？……他（医生）说要做这个（检查），要做那个（检查），多的都不说，就只说有需要，如果不做后果自己承担啦，我们晚辈肯定要给她（妈妈）做了，结果就变成这样，你说，以后谁还会相信医生……反正不相信也不行，我们又不懂。""最好什么都要说清楚，哪些（检查）没有必要做？哪些可做可不做？不要有猫腻，不要他们的自己人就花少钱，其他没有关系的就花多钱。"

个案 W21 说："我当初怀孕本来一直想自己生的，医生总说剖腹更安全，总是鼓动我剖腹产，说什么自己生痛啊、危险、辛苦啊、有风险，而剖腹产都是好处……还不是为了钱，剖腹产收费更高啊……剖了后还更痛，我都没有想到的。"

表 5 - 16　对妇女友善的就医环境的需要构成

	构成项目	项目内容
对妇女友善的就医环境	尊重女性的就医权益	满足妇女在就医过程中"就医权益被尊重"的需要： ①想找女医师做妇科检查； ②女性专科多些女性医护人员
	女性隐私保护	满足妇女在就医过程中"隐私保护"的需要： ①妇科检查环境舒适、隐秘，具有安全感； ②妇科检查不被人打扰； ③隐私信息不外泄
	尊重女性的就医自主性/医疗处置的选择权	满足妇女在就医过程中"自主"的需要： ①让患者自行做出医疗处置的选择； ②尊重患者的医疗处置决定
	医疗沟通	满足妇女在就医过程中有充分"知"的需要： ①患者做医疗处置选择前能够获得充分信息； ②异性身体接触应提前及时告知
	医疗服务态度	满足妇女在就医过程中"被尊重"的需要： ①以女性本位来考虑医疗服务的需要； ②基于社会文化对女性疾病的影响，提供友善的医疗服务态度

二　疾病医疗需要的满足

(一) 提高医疗可及性需要的满足

受访者目前提高医疗可及性需要的满足主要依靠家庭积蓄和参加基本医疗保险。

从访谈情况来看，城镇非正规就业人群的医疗保障分为两种情况：(1) 曾经享有公费医疗、劳保医疗或城镇职工医疗保险，如下岗、失业、再就业人员，他们对城镇医疗保险的政策比较了解，参加城镇医疗保障的意愿较强，再加上国家对下岗职工在社会保险扩大覆盖面方面的照顾政策，因此大多数都参加了医疗保险，尤其是年龄较大、身体状况不太好的人员；(2) 几乎没有任何形式的医疗保障，以自费为主，如年轻的新就业人员。

1. 参加基本医疗保险 + 家庭积蓄

大多数参加了医保的受访女性都将参加城镇医疗保险作为防范未知医疗疾病风险的首选，以个人存款为主要基础。这些受访者在谈到疾病医疗费用时，大多表示靠家庭的积蓄以及医疗保险，即使在家庭一时负担不起的情况下，也会获得来自亲戚朋友的紧急援助。

个案 W6 说："我有医保，就刷医保卡，自己付自负部分，其他的政府出。"

个案 W31 说："一般看病，用医保比较好。医保出一些，我出一些，只要不是经常生病，或者得大病，还过得去。"

个案 W1 说："现在这个 (医) 药费，看次病要花好多的钱。就好像我家婆那样，有心脏病，上次开刀搭桥，花了好几万，好彩 (在) 有医保，要不然怎么可能……虽然我们也花了不少，但是总强过全部自己付啊……现在我们全家都有医保，生病多少有些保障了。"

个案 W18 说："上次我 (得了) 急性心肌炎加肺炎，花了很多钱，医保出了一部分，但自己出得也不少，亲戚也帮助了一些。"

和这些受访者一样，大多数受访者都表示自己主要是以积极参加基本医疗保险作为应对疾病的保障行为。

个案 W8 离职后就停买养老保险，但一直坚持缴纳医疗保险费用。她说："医保我买佐（着），起码心里不慌，（就当）买个保险。小病可以挨一挨，大病拖不起，有医保好很多啊，（医疗费用）负担小些。"

因为经济压力，个案 W24 也只购买了医保。"医保要买的，谁都会生病的，谁说得清楚？买了就和那些正规（就业）人员一样有了保障，国家会管了，对吧。要不然没钱谁理你，即使有钱也会给你病到没有钱！"

可见非正规就业者虽然在就业形式上是灵活的，但渴望有一个稳定的、有保障的医疗保险制度，来保障自己的健康，避免"因病致贫"。她们最希望政府为其提供完善的自己负担小的医疗保险保障，动机和原因主要源于非正规就业者的生计模式，即对非正规就业的依赖以及非正规就业收益机会的不确定性。

访谈结果表明，不同种类的疾病因其所需的诊治过程和预后的不同直接影响受访者寻求卫生服务的支付能力，导致疾病医疗需要的满足情况不同。常见病和急性可恢复性疾病，预后一般都良好，故不会给个人与家庭造成长期疾病负担，在获得医疗保险帮补的情况下，非正规就业者疾病医疗需要的满足情况较好；大病、重症和需持续治疗的慢性疾病，由于需要大额或长期持续的医药开支，即使享受医疗保险待遇，由于非正规就业者经济收入微薄，可支付能力仍有限，导致医疗需要的满足情况不理想。

2. 个人积蓄＋家庭援助

而对于新就业者如个案 W12、W13 等来说还没有参加基本医疗保险，也没有什么积蓄，因此，如果遇到疾病治疗支出只有依靠父母和亲戚的援助。

个案 W8 和 W11 做保险销售，个案 W10 做雅芳直销，她们都没有底薪，收入按业务来算，没有任何福利，更没有医疗保险。

个案 W8 说："如果（一个月）没有完成一单业务，那就没有粮（工资）出了。"遇到"断粮"的情况，她们往往就需要靠平时的积蓄（但很多受访者都说存不下钱）和家庭的经济支持来安排生活。即使有亲属支持，在生活状况方面，也只是以"混日子没有问题"为标准，因此她们的就医状况是"能挺就挺"，或者"自己找点药吃，小病就不管了"。

因为用人单位没有提供社保待遇，而自身因经济状况不是太理想，个案 W13、W14 和 W15 这些新就业者都没有购买医保，在访谈中我们发现她们的疾病医疗的需要和对"自身经济条件无力负担医疗费用"的担心以及对"医疗没有保障"的忧虑交织在一起。尽管在一般观念看来，劳动就业是保障生活的最有效途径，然而现实却是，非正规就业者收入低下、增长缓慢，而且就业不稳定和劳动力市场竞争加大而产生的高风险与不确定性，成为非正规就业女性对就业和生活产生不安全感的重要原因。

这些年轻的新就业者均表示很重视医保问题，并将未来经济条件允许情况下参加基本医疗保险作为自己目前的健康需要，并对获得政府提供的医疗保障或医疗补贴有相当高的期盼。这一方面可能与非正规就业女性收入的低下和不确定性有密切关系，另一方面表明在部分非正规就业女性眼里，医疗保障主要取决于政府提供的补贴和社会资本的增长，即政府需要帮助她们走出结构性的困境。

通过访谈我们发现，疾病医疗的需要基本上在受访者心中是个人的麻烦，即使要靠国家和政府也只是想得到政府在参加医疗保险方面的帮助和支持，是一种低位要求的心理状态，保持身心健康和从国家获得适合健康照顾服务尚未成为受访者普遍认可的公民基本社会权利。

（二）改善就医环境需要的满足

面对不友善的就医环境，女性受访者往往采取医前多收集信息、找熟人甚至不就医以此避免遇到不友善境遇的方式应对，但这往往也会带来贻误病情的风险。

个案 W10 说："我一般到医院看病前，会先在网络上查查网友的评语，像'广州××'网上就有一个广州各大医院红黑医生榜……就是为了不要碰到那些态度差、医德不好的医生。"

个案 W33 发生了"终生难忘"的就医经历（见前述）后，直到现在都不愿意接受男医生在妇科方面的检查。

个案 W1 因为到大医院看病太贵又麻烦，对小医院医生技术不信任，所以，面对腿部风湿这样的慢性病，她的处理方式是，每次发病都是自己找点药酒处理。

虽然抱有改善就医环境的期待，但更多的女性在面对不满意的现实时，往往无可奈何地顺从和不得不忍耐与适应。

个案 W6 说："莫去惹他（医生），你在他手上，还有那些护士，怎样都不好得罪，只有看他的脸色。"

个案 W39 说："不相信（医生）也不行，我们又不懂。""心里有气有想法，都得要忍着，只求（病痛）早点好，少受罪。"

（三）疾病医疗需要满足途径两性差异表现

通过对访谈结果的分析，我们发现虽然对"看病难、看病贵"现象改善的期待以及希望能够提高医疗可及性的疾病医疗需要方面没有明显的两性差异，但是在疾病医疗需要的满足方面，两性的选择却不尽相同。在中国的城市，一般来说，医疗卫生服务可及性最主要取决于受访者是否被医疗保险所覆盖。女性受访者一半都有医疗保险，男性受访者也有 45% 参加了基本医疗保险，参保方面并无明显的两性差异，但即使是在一半受访者能够享受医疗保险待遇的情况下，大多数女性受访者（28 人，82%）却将有病痛"先忍忍"或"自己买药治疗"而不到医院就医作为自己疾病医疗需要的满足选择之一，与男性相比（4 人，18%），差异很大（见图 5-4）。

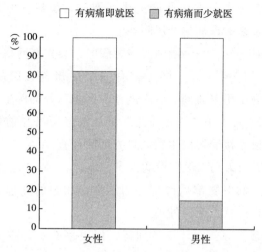

图 5 - 4　受访者疾病医疗需要满足途径两性选择差异

　　从访谈情况来看，我们发现非正规就业女性的疾病医疗需要满足很不理想，若不是急性病症或大病症，一般出现病痛很少就医。这样的情形，一部分是因为医疗服务的可及性差，医疗资源分配不合理导致的。大医院人满为患，拥挤，费时费力；对于小医疗机构、社区医疗机构又觉医疗水平不理想，不愿去就诊。另一方面是，妇女一向以照顾家人生活为重心，在价值观念上不太重视个人切身事务，甚至轻忽自己的健康：当有病痛时，能忍则忍，或自觉不严重时，得过且过。

　　个案 W34 说："这半年我都没有去医院了，以前差不多每个月都去……不去的原因，主要是看病太贵，而且去医院太耽误事，医生技术也不怎么样，盆腔炎看了几家医院都没有好，看来看去都是差不多的药；还有就是女儿要考高中了，我上班，家里很忙，特别是要照顾女儿，走不开，要是很难受，就吃点药，只要不是来的猛（急性发作），就可以过。"

　　个案 W24 说："如果是孩子生病那肯定是去医院看医生，小孩和大人不同，脆弱多了；我老公是家里身体最好的，不怎么生病，也不好生病；最麻烦的就是我了，女人总是病多些，麻烦些，但是去看医生耽误事，即使去了，花了钱了也不见得有效果，现在的医院，怎么说呢？反正能不去医院我尽量不去，就用医保卡买些药吃，自己多注意点。"

城镇非正规就业女性有病痛而少就医的情形，还有一个很重要的原因是经济压力太大。以受访者家庭经济水平来看，目前的医疗体系价格太高，负担沉重，限制了她们的就医行为。受访的非正规就业者在经济上并不宽裕，这不仅影响到她们的生活质量，也对她们的就医行为造成了影响。且不说那些根本没有医疗保险的非正规就业女性，即使有医疗保险可以分担医疗费用，但自付部分对于收入微薄的非正规就业女性来说仍然带来了经济压力，使其维持及保有健康的条件不足，导致妇女健康系统减值和自我忽视。

在物业管理公司做临时工的个案 W1，工资每月 1200 元。一家三口和家公家婆（W1 的丈夫是独子）住在一起，两位老人每月共有 4000 多元的退休工资，对于经济方面的忧虑，W1 更多的是对未来失去长辈帮补后的日子的担心。

"现在家公家婆有退休工资帮补我们，我们还可以过（生活），佳佳（W1 的女儿）有书读，希望老人身体好（健康），要不然走了（逝世），我们很难供佳佳读书的，她还这么小。""很多方面，（我们）都是能省就省，用钱的时候多啊……还有一些事情要准备，像看病这些事情都是花钱的事情，什么时候都要有准备。"而对于自己的健康方面，W1 说："我自己都是老毛病了，风湿，还有血压低，自己能搞定，就不需要花太多钱在这些方面了。"

非正规就业女性的家庭收入一般不高，而家庭开销很大，特别是近年来基本生活物资价格上涨和医疗费用高企，令那些承担家庭收支规划任务的女性将自身的就医行为尽可能压缩。

访谈中，个案 W24 给我们打了个形象的比喻："家里的钱就像一桶水，水不多，养孩子用去一碗；每个月去菜场舀去一碗（生活费），菜市场这个碗一直都在变大，变得更大些；还有交通费、水电、电话、（有线）电视费，买穿的用的，谁的碗都不小，都来桶里舀，看病的碗也很大，不过没水让它舀了，水没有了，轮不到它（医院）了。小毛病能挺就挺，（有时候）一些病痛你不去理它，它也就那样了，过了就好了。"

个案 W18 曾在 2008 年得了卵巢囊肿，医生建议保守治疗，目前每月的基础药费都要上百，对于收入不高的她，这笔费用是个比较大的负担。她说："因为这个病（卵巢囊肿）每月都要固定支出一笔钱买药，压力很大，不仅仅是经济上，还有心情上……现在我的颈椎好像也有问题，但是不想去看（医生）了……还不是怕花钱，没事自己在家让家人帮忙按摩下，先自己搞搞看得不得。""大家（家人）挣钱辛苦，没必要都花在我身上了。"

个案 W4 失业后第二年就离婚了，带着女儿生活，一直做家政服务。前几年做保姆收入很微薄，仅够母女的基本生活开销，没有什么积蓄。最近两年开始做涉外家政工作，收入才有了起色，差不多每月有 3000 元的收入，但女儿正读高二，后年就要面临支付高等教育费用的难题。她说："我女儿上中学了才第一次吃麦当劳，以前（收入）是真紧张。""我一直想多做点工多存点钱，读大学要花好多钱的。我女儿读书不错的，肯定要给她读大学的。""还好我们母女俩一直都没生大病，（我）一直都很担心这个，小病有的，但都可以过啦。""前几年做（保姆）收入很低的，我去年才开始给韩国人做保姆，收入才好一些，加多 1000 元（每月），但是钱还是很难存下来啊，什么都涨价，菜、水、电、煤气那些啦，就说煤气，以前才五六十（元一瓶），现在都要九十、一百啦。"

城镇非正规就业女性常常因工作不稳定、收入低下，对通货膨胀较为敏感，因生活成本提高而难以负担，或因家中有弱势人口需照顾而容易陷入经济不安全或收入不确定的困境中，然而，现阶段以社区为主体实施的社会福利保障制度，能够为家庭提供的实质性支持还非常有限，而且支持方式单一、覆盖率低，我们的访谈对象都不在社会救助的范围之中，也都没有得到过政府的救助。对于节节攀升的城市生活费用来说，城镇非正规就业女性的收入只能够负担生计，如果缺乏其他家庭成员的支持，比如住房分担、在没有收入的时候的经济救济等，那么很难支撑其在城市中的生活，更不用说疾病医疗支出了。而非正规就业女性的经济低下迫使其更多地形成对男性和家庭的依赖，会对其家庭经济和社会地位造成影响，进而影响到她们在健康方面所占有的机会和资源。

做化妆品直销员的个案 W10 收入不稳定，平均下来每月的收入差不多1200元左右。她的工资收入只够满足她自己的生活开销，很多方面的开支，比如孝敬老人、朋友聚会随礼等都依靠她的先生在承担。W10 说："如果生病，要花钱，还有以后生小孩（经济上）都只有靠他（丈夫）了。"

20 岁的 W7 也承认，除了自己工作的收入外，父母每月还会给她三四百元的零花钱，但是即使有父母的支持，她仍然觉得"钱不够花"。如果生病花费大，"也是父母帮（助）出钱"。

相比那些城市中的大部分就业者，即在主要劳动力市场就业，获得较稳定和较高工资收入[1]，同时也能够承担较高的城市生活费用者；以及那些在次级劳动力市场中获得收入、收入很低，但也基本不（不是在绝对的意义上）承担城市中较高生活费用者，如农民工，这些在次级劳动力市场就业、收入很低，甚至有些人的收入仅仅高于城市贫困线，却同时要承担较高的城市生活费用的

---

[1]　广州市劳动和社会保障局和广州市统计局2009年5月公布，2008年广州城镇单位职工年平均工资已达45365元，同比上年增长12.9%，职工月平均工资为3780元（见广州市劳动保障信息网《关于公布广州市2008年度城镇单位在岗职工平均工资及职工平均工资等基础指标的通知》，穗劳社规〔2009〕1号）。但企业提供的薪酬，特别是非正规就业市场的工资却低得多，与2009年初初次入职薪酬1050元/月相比，最近一次调查显示，企业已经将薪酬提升至1200元/月，上升约幅度约为14%。但比平均工资3780元/月仍然相差甚远（《广州职工平均工资3780元超北京上海》，2009年5月20日《南方日报》）。

城镇非正规就业群体成为"生活在城市夹缝中的人"，他（她）们艰难地承担着城市生活的费用和在城市生活的代价（孙立平，2007）。女性进入非正规就业领域，处于具有明显弱势特征的职业边缘化状态，她们的收入基本能够满足衣、食、行等基本生存需要，但其他方面的生活开支需要，包括慢性、重大疾病的医疗支付却未必可以顾及。

此外，由于女性的生理特点，导致女性有较多的健康需要，特别是在生殖健康方面，所患妇科疾病、慢性病也较多。受访者中慢性疾病患者往往会因为支付能力有限以及"久病成医"的自信而改变就诊行为，具体表现为采用多种自我医疗的方法，比如该用的药不用或减量，使用积存药品或他人开的药，该做的治疗不做，从而尽量避免上医院治疗。腿有风湿的个案 W1 处理旧疾的方式是，每次发病都是自己找点药酒处理。患了糖尿病和高血压的个案 W22 至今还在用以前开回来的积存药，并且还自改了服药剂量，另外还根据民间偏方自配中药吃。

综上所述，城镇非正规就业女性的疾病医疗需要迫切而强烈，包括通过"看病便宜些，看病方便些"来提高医疗可及性和建立友善医疗环境的需要。城镇非正规就业女性的疾病医疗需要的满足情况不甚理想。虽然性别差异对卫生服务可及性无直接影响，但是由于妇女非正规就业比例高于男性，而卫生服务可及性又取决于就业领域的性质是否被医疗保险所覆盖，以及服务对象的经济和社会地位，因此非正规就业女性群体的健康利益受到间接影响。

疾病医疗需要满足途径呈现出两性差异，且不说那些没有医疗保障的女性，即使在能够享受医疗保险待遇的情况下，女性选择有病痛"先忍忍"或"自己买药治疗"而不到医院就医的比例高出男性。就医行为出现两性差异的原因（见图 5-5），一方面是非正规就业女性的经济收入低下迫使其更多地形成对男性和家庭的依赖，经济压力较大；以及女性以照顾家人优先的家庭观念，影响到她们在健康方面所占有的机会和资源；另一方面是医疗服务可及性差及受访者对所患有的慢性病"久病成医"的自信，导致她们"自己买药治疗"或以"忍"来应对病痛。究其个人行为背后的原因，更为重要的是，健康政策和社会福利政策对易陷入经济不安全或收入不确定困境中的城镇非正规就业女性的照顾和支持不够，目前的健康政策和社会福利政策欠缺提高城镇非正规就业女性个人与家庭抗大病、重症和需持续治疗的慢性疾病风险的能力（详见第六章第一节分析）。

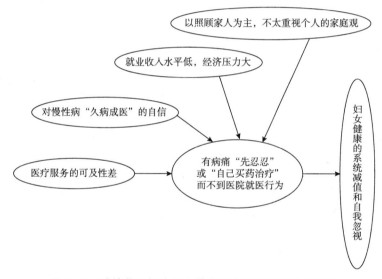

图 5 - 5 城镇非正规就业女性有病痛而少就医行为分析

第四节 受访非正规就业女性对疾病预防和健康保健的需要及其满足

一 疾病预防和健康保健的需要

受访者认为许多疾病是可以预防的，在健康需要中，疾病预防和健康保健是一个重要的部分。

（一）疾病预防和健康保健知识的需要

受访女性非正规就业者认为，多了解疾病预防和健康保健知识对健康促进很有帮助，既可以增强妇女的生命活力，减少发病诱因，又可以改善家庭健康状况，因此对疾病预防和健康保健知识有较多需要。特别是一些中、老年人患有不同程度的慢性病，迫切希望得到医护人员长期有计划的有关疾病的日常保健指导。

个案 W22 说："现在得'富贵'病的越来越多，人没有'富贵'身体先得病了，我有糖尿病，以前吃东西方面不注意，现在（我）得了病，全家都注意饮食了……早预防好，要多了解些病的信息，特别是饮食习惯，实际上和得病有很大关系，吃得好不如吃得对，吃对了更健康。"

个案 W3 说："我老公高血压，而我是低血压，如何才能好好的，除了吃药，还有什么预防和减少发病的知识，我都想知道啊。"

个案 W16 说："健康知识人人都需要了解，比如，一些紧急性的，伤害急救的知识。老人要是晕倒了怎么办？小孩受伤出血怎么办？这些都要有些了解的。"

个案 W19 说："去年，我上夜班，被老鼠咬到，很害怕，心里没底，就跑去附近的 HQ 医院看，但是医院说这个他们不管，叫我去打预防针，去哪里打，那个医生也不知道，我等到天亮才找到打预防针的地方，问打预防针的医生，已经差不多有 10 个小时了，这样还行吗，医生也不清楚，就说打了看看再说。搞得那段时间我都很担心（身体健康），怕有事……应该多宣传传染病知识，疫苗知识，怎么打，有什么作用，这些我们普通人都不知道啊。"

从访谈结果来看，受访者在疾病预防和健康保健知识方面，主要比较关注的是有关慢性病防治知识、传染病防治知识以及伤害急救知识的获得。

（二）妇女保健需要

女性是生育主体并且有特殊的生理特征，因此在健康保健方面的需要比男性要多，也更强烈。受访者在女性保健方面的需要，主要谈及的是女性的几个特殊时期的保健方面，包括女性的经期、孕期和更年期的保健需要。对于所有女性而言，由于自然生理特点和规律，都存在这些保健需要。

1. 经期保健需要

受访者基本上都对"经期"保健方面有了解，并且十分关注，也有相应的保健需要。

个案 W20 说："平时多注意保养，女人更要保养，多喝药（膳煲）汤；有些时期要注意保暖、不用冷水啊，只有这样才会健康，要不老了就后悔了。"

个案 W14 说："女人的保健就是特殊的时期需要特殊的照顾和保护。"

个案 W6 在谈到自己在特殊时期对健康方面的关注时，认为营养补充很重要，"阿胶、大枣对女人来说都是很好的补血食物，吃什么补什么嘛"。

大多受访女性表示自己吃过经期保健的药物或食疗。

2. 孕期保健需要

育龄妇女对孕产期保健很重视，而且需要很高。

个案 W21 的宝宝刚满 5 个月，谈及孕期保健，她说："孕期保健很重要，各方面都不能够疏忽，方方面面都要注意到，现在只能生一个，谁不想优生优育？"

个案 W16 去年刚生了宝宝，她说："怀孕后当然要更加注意健康方面了，要多休息，补充营养，不要乱吃药，工作上也要多注意。"

个案 W31 很认可女性各个时期都要重视保健的说法，她说："女人一生都有保养保健的需要。经期不要太劳累，不要接触冷的东西，也不要吃冷的食物。怀孕后要注意的方面就更多了，增加营养，避免污染、辐射给胎儿带来影响；老了，还有更年期，这个好像是情绪方面的问题比较多，家里人要多关心爱护。"

3. 更年期保健需要

相对受访者对经期、孕期保健的认识比较充分和重视，受访者对更年期保健的概念和需要的认识还比较模糊，特别是还未到更年期的女性，很多人对更年期只停留在抽象概念和间接的认识中，需要相对不那么清晰和强烈。正如个案 W24 所说："女性年纪大了，当然也要重视保养和调理的。"但具体有哪些医疗保健方面的问题，她们并不是太清楚。

（三）健康检查的需要

受访者普遍的看法是，身体健康检查在疾病预防和健康保健中发挥着基本的作用，因此是她们疾病预防和健康保健需要的重要部分。

1. 身体健康检查

个案 W19 的姑父去年因胃癌去世，从查出疾病到离开人世只有"短短 3 个月"，她说："如果早点检查出来，姑父可能还有机会多活几年，医生都说是这样啦……身体检查好重要的。这是（我）比较看重的健康需要。"

个案 W16 说："一些疾病如果能够早发现早治疗好得更快，所以要提前检查。"

对于那些中老年受访者而言，因为年纪增加，她们的健康问题更多，对健康保健和身体检查的需要表现得尤其强烈，这是可以理解的。

个案 W26 说："保健预防也很重要，比如体检，疾病检查啊，有条件就要去体检了，电视上都说每年都要查查才好；现在有些街上的免费体检很不正规，一去体检就说你需要治疗，说得很吓人，然后就推销好多药，不花钱变成花钱，还是要去正规医院才行，但是费用又高，等有钱了再说。我是有这个需要，但是没有钱啊！"

大多数的受访者都表明健康体检是最需要的健康保健服务，特别是年纪大的受访者谈到由于经济条件差，即使有了不适症状，也没去医院就医，特别希望政府能为他们提供体检机会以早期发现疾病。个案 W17 今年 47 岁，她说："这几年身体的病痛一直没有间断过，人老了，毛病也多了，如果每年能够进行免费的身体检查，就觉得很好啦！"

2. 妇科检查

由于特殊的生理结构和承担着人类生育繁衍的责任，妇女要经历经期、孕产期、哺乳期、更年期等各个生理阶段，这就决定了女性的一生要经受比男性更多的健康挑战，有着不同于男性的特殊需要。妇女更容易感染各种生殖系统疾病和其他妇科疾病，仅以生殖系统疾病为例，女性从幼儿期一直到老年都可能罹患生殖系统疾病，据世界银行统计，生殖系统疾病占妇女患病和残疾总数的 30%，而只占男性患病和残疾总数的 12%。[①] 不少女性受访者表示有妇科检查的需要。

今年 32 岁个案 W32 说："自从上环以后，我的身体就一直不好，妇科病有些多，总是想好好检查一下。"

个案 W19 也表示，妇科检查应该常规化，因为"这两年老是听说子宫癌、乳腺癌这些可怕的妇科疾病，当然要重视妇科检查，检查才好防治"。

受访者认为开展妇科病检查对于发现和治疗疾病，从而提高妇女健康水平非常重要，因此特别关注。

二　对疾病预防和健康保健需要的满足情况

（一）疾病预防和健康保健知识需要的满足

受访者认为在疾病预防和健康保健知识需要的满足方面主要靠自己以及政府相关机构的宣传和教育。从访谈情况来看，受访者的疾病预防和健康保健知识需要的满足情况较好，但健康教育仍有待加强。

---

① 萧扬：《社会性别视角下的妇女生殖健康》，《浙江学刊》2001 年第 5 期。

大多数受访者都反映虽然有时会有医疗卫生机构来进行健康教育活动，但更多的是街道或某些医药机构为了销售产品而开展的一些宣传活动。

个案 W12 说："有需要就上网查查资料，还有就是问长辈。"

个案 W10 说："我主要是通过看电视学习，电视里新闻啊都会提到，提到的时候就多留意下，明珠台也会放，禽流感那些（知识）就是在电视上看到的。"

个案 W21 说："怀孕前我就买了书，都按照书上说的做，但是有时候遇到一些书上没有说的情况，心里很是着急，非常需要保健人员的指导，次次都跑医院不现实，我要么就打电话给那些有经验的朋友，要么上网查，实在不行就在进行产前检查的时候问（医生）。"

个案 W3 说："有些（健康知识）街道、居委也会宣传，路口的宣传栏会有这些宣传，最近政府就在宣传要大家饮食上'控油少盐'，这样才会健康。"

个案 W5 说："我们小区有时候会有那些药品公司的来宣传，发广告单。卖高血压药的就来宣传高血压的知识，卖糖尿病药的就来宣传糖尿病知识，我们有空也看看。不过，有的也不敢相信。"

（二）女性保健需要的满足

1. 经期和更年期保健需要的满足

受访者表示女性的经期和更年期保健的需要主要是靠个人自我保健以及家庭方面的照顾。从访谈情况来看，受访者经期和更年期保健的需要满足比较欠缺。

个案 W18 说："我老公在那几天（经期）会多帮忙做些家里的事情，其他没有啦……在公司都是自己注意啦，不会给老板讲的，没有什么好讲的了。"

也有受访者表示工作与家庭责任繁重限制了经期的保健。在餐馆和便利店都工作过的个案 W17 认为："很少能够真的那么讲究啊，有工作，你怎么可能不做，洗冷水、抬东西都得干，还有家里，洗洗涮涮，都是我一个人，那里顾得上是不是在'好事'（经期）"。与女性经期保健有联系的女工保护政策在非正规就业领域基本没有发挥作用（具体详见第五节）。

个案 W6 说："女性年纪大了，当然也要重视保养和调理的，要多吃豆类，多吃含（雌）激素的食物。"

2. 孕期保健需要的满足

除了家人的照顾，受访者普遍认为，生育保险在孕期保健需要满足中发挥的作用很大，主要是起到提供孕期保健所需的经济保障和基本医疗服务的作用。受访的已生育妇女对享受的生育保险待遇和接受过的产检服务比较满意。

个案 W32 的公司为其购买了两年的生育保险，因此在她生育时，她享受了生育保险的待遇。她说，"我从怀孕开始，就一直按照医院的产检要求，前期每月，后期差不多每周去做检查，验血、B 超检查、胎监啊，做足全套，只要医生有要求，我都做……一直到生完，费用基本上都是生育保险出的，拿那个生育记账本去报，个人出的还不到一千块……有生育保险当然好很多"。W32 表示对这个情况相当满意。

但是在非正规就业领域中，如果雇主不为非正规就业女性缴纳相关的生育保险费①，生孩子就成了个人和家庭的私事。没有被生育保险覆盖的非正规就业女性，无论是在社会就业领域还是在家庭都将全部的生育责任承担下来了，这往往会给非正规就业女性个人和家庭带来很多压力和负担，导致受访育龄妇女的孕期保健需要满足不理想。

30 岁的个案 W8 一直在努力备孕，她说："结婚后一直没有怀孕，原来做护士很辛苦，上班，下班还要有进修的压力，不适合要小孩。……现在这个工作（保险销售）时间很灵活，工作强度

---

① 广东省现行的《广东省职工生育保险规定》规定了生育保险费由用人单位按月缴纳，职工个人不缴费。也就是说，生育保险的缴费责任在雇主。而现实中，很多非正规就业领域的雇主逃避给雇员缴纳相关的社会保障费用。

也不大，就一直想要（小孩）……经济压力也有，不过交给先生了，我就主要负责生养了……富有富养，穷有穷养，没钱就贱养。打算有了就回乡下生，费用低些，反正我都没有生育保险，什么带薪休假啊、免费产检啊也享受不到。"

个案 W10 说："我老公的公司倒是给他买了生育保险，但是，男的（买生育保险）好像没有什么用啊，生孩子的又不是他……最好是老公升职加薪，他要能够养我和小孩，我也生，做全职太太，在家带小孩。"

不少没有生育保险的育龄受访者表示，即使对怀孕生产进行了经济预算，但出于经济的考虑，往往会压缩产前、产后检查和生育期（怀孕期、产期、哺乳期）的保健费用。

个案 W9 说："生小孩就回家了，肯定没工开，谁会请？即使有工也不能够做啊，要照顾 BB 啊……费用当然自己出了，到时候，没有（工资）收入，还要花（费）不少（钱）……现在都是这样啦，没有钱最好别生小孩……"至于生育经济预算，W9 表示："主要是准备了在生方面的花费，至于产前检查就少一些，能省则省……孕期保健这些就自己搞搞吧。"

个案 W16 说："我生小孩的时候，因为没有生育保险很多产前检查都要自费，花费太多，而且我看有些也没有必要，就是知道怀孕时检查了一次，后来快 6 个月检查了一次，本来照 B 超想看看是男孩还是女孩，结果没有熟人，没看成，反正都已经 6 个月了，是男是女都没有关系了……最后一次检查就是在附近的保健院生产的时候，也没有什么检查，就生了。""怀孕中间，好像 4 个月吧，有次有点出血，本来想去医院的，家婆说再看看，她还不是怕花钱，我们隔壁的女的怀孕出血在医院住了 3 个月保胎，花了一大笔钱，她怕我也这样，就说再看看，我也担心，怕宝宝有事，也怕真有事要花那么多钱怎么办？后来好在没事，全家都高兴。"

因为经济收入水平较低，再加之没有生育保险，有的受访者表示生育需要被迫推迟。做化妆品直销的个案 W10，已经结婚但还未生育，谈到未来的生育计划，W10 说："现在根本不敢生小孩，也不能生，没有房子，没有稳定的经济，怎么生？'生'就是一大笔费用，'养'更是无底洞啊……肯定要生（小孩）的，只是现在不行，如果（以后）能够进一家稳定点有福利的公司，有生育保险，有（生育带薪）假期啊，那就赶快生了。"

非正规就业女性对生育保障有非常迫切的需要，但现行的政策规定了生育保险费由用人单位按月缴纳，职工个人不缴费，也就是说，生育保险的缴费责任在雇主。然而，事实上因为非正规就业领域的雇主往往逃避给雇员缴纳生育保险费用，再加上很多灵活就业者并没有用人单位，所以在非正规就业领域，很多就业女性被排除在生育保险的覆盖面之外，不能享受孕期保健工资和产假。因此，为了得到生育保障，满足孕期医疗和保健需要，甚至出现一些非正规就业女性冒着违规操作的风险，"挂靠"公司购买社保一年，从而获得享受生育保险待遇的现象。

在保险公司做保险销售的个案 W11 还没有结婚生育，问及对未来生育的考虑，她说："与保险公司没有签合同，社保完全由我们自己买，生育保险个人不能够买，所以没有买……但是，将来要生小孩了，（我）可以挂靠一个公司买生育保险，买够期限就可以享受生育（保险）待遇了。有前辈就这样做的……生孩子有保障总比没有保障要好啊，如果没有生育保险，那我就得自己负担生产的费用，要好大一笔钱的，我的一个朋友生孩子遇到难产，前后花了 1 万多（元），还好是在大医院，人没有事，如果没有钱，只能去小医院，就不一定这么幸运了。有生育保险，那就没有那么大（经济）压力，肯定好很多的。"

个案 W30 在进入非正规就业领域就业前曾在某国有公司工作，她直接表示了对目前生育保险政策的不满，认为"生育保健费用对那些正规单位人员来说是全福利的，假期长、有工资、有补贴

还有慰问；而非正规就业者往往什么福利也没有，这不公平，大
家都是只生一个孩子嘛，国家为什么不一样管？"

对于"挂靠"相关的公司购买社保一年，从而获得享受社保
待遇，特别是生育保险的现象，个案 W11 强调说这个已经是公
开的"潜规则"，并不是自己想出来的，已经"有很多人这样操
作成功了"。在我们的访谈中，一些访谈对象也向我们提及这样
的情况，从而印证了 W11 的说法。这种现象说明，一方面，女
性受访者表示对生育保险的需要很强烈，非正规就业女性认为由
生育保险基金支付产前检查费、接生费、手术费、住院费和药费
等，有助于她们孕期保健需要的满足；另一方面，受访者因为经
济因素普遍缺乏负担孕期保健的费用，她们期望通过生育保险来
支付孕期保健和生产的费用，殷切希望生育保障社会化，甚至全
民化。

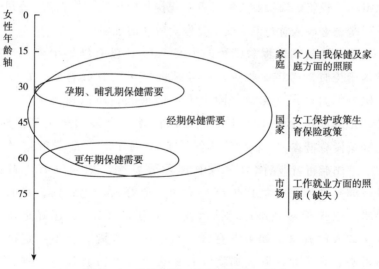

图 5 - 6 受访女性三期保健需要及满足

（三）健康检查需要的满足

1. 身体健康检查需要的满足

从访谈结果来看，受访者身体健康检查需要的满足主要由个

人和家庭负责。由于身体检查费用较高，导致体检这种保健需要未进入低收入非正规就业女性的经济开支预算中，大多数都提到虽然自觉有不适症状，但由于经济条件差没有去医院检查，不知道自己患有什么疾病或是患病程度如何。即使经济能够承受检查费用，但受访者却因"时间紧张"和工作繁重而未能进行，认为工作压力大，心理压力很大，身体很疲劳。

个案 W22："现在检查费用最贵的啦，比药费还贵，所以即使有（检查身体）想法，也不可能。"

个案 W21 说："都好久没有检查身体了！实在是没有时间，都围着儿子转了，医院去了不少，都是带他（儿子）去看病。"

个案 W16 说："去年生孩子的时候检查过，后来一直没有时间，太忙，就没有（体检）。"

总体来看，受访者身体健康检查需要的满足状况处于较低水平。

受访者表示在健康检查的需要方面，最迫切的是希望得到社会关心，尤其是那些下岗后再就业的非正规就业女性希望政府能够给予关照，需要国家的干预和支持。

个案 W4："以前在厂里还有检查身体的机会，厂里组织的，这些年都是靠自己，没有钱，都没有去检查，自己明知不舒服，有病也没有检查。"

下岗后再就业的个案 W17 也有类似的感受："还是在厂里好，大家都一样的，现在就不一样了，比如，体检，几年都没有检查过了……政府在这方面也应该考虑考虑我们，我们都是老职工了，很多病啊，都是以前在厂里就有的啊，最好政府出钱（检查保健）啦。"

2. 妇科检查需要的满足

妇科病普查能反映妇女获得卫生保健和享有公共卫生资源的状况，同时也有助于提高妇女健康水平。中国政府从 20 世纪 50 年代就开始重视妇科病检查工作，并把有计划地进行妇科病普查规定为妇幼保健部门的一项常规任务。但是，随着妇幼保健市场化趋势的发展，妇幼保健工作受到很大冲击，限制了妇幼保健服务的提供。妇幼保健机构在1955年有3944家，1995年有3179家，近年来持续减少，2003年为3033家。近十年来妇科病检查率基本都在38%～39%之间徘徊。① 在一些非公企业甚至公有制单位，作为职工福利的妇科病检查已被取消，而现在数量急剧增多的非正规就业妇女享受到的妇科保健服务就更加有限。受访的已婚妇女表示，近年来从未接受过单位或雇主提供的妇科检查，部分表示曾经接受过街道组织的免费妇科检查，但对检查的效果满意度不高，觉得并没有真正达到健康保健的需要。

说起居委会的免费妇科检查，个案W6一直抱怨："我说身体不舒服，不想去，她们就说不行，不是说是自愿的吗，我不去天天给我电话，还到家里来。她们根本不是为了我的健康，根本是怕超生，检查就是查环，我问些身体方面的问题，医生根本不理睬。"W6认为："既然是政府买单，就应该顾到我们的需要啊，本来是件好事，但是搞得受罪一样，没有意思。"

个案W23说："宣传上说的'查孕、查环、查病、治病'，根本就只是'查孕、查环'，哪里顾得上检查疾病。"

个案W8对妇检工作也不是很满意："妇检时间总是安排在上班时间，等你抽时间去了吧，结果医生也就随便看看，很快就结束了，走形式，根本没有什么益处啊。""就是看你有没有怀孕，这个是主要目的，检查身体是顺带的啦，还搞不好。"

在我们的访谈中发现，虽然广州每年都在街道居委会开展育龄妇女的妇检工作，但妇科病普查，主要是进行计生措施检查，避孕节育和环情孕情检查。受访的街道工作者也坦言，育龄妇女的妇检工作已经成为政府了解民众计生情况最为有效的方式。从访谈结果来看，政府组织的育龄妇女的妇检工作成为城镇非正规

---

① 姜秀花：《生命健康领域性别平等与妇女发展指标研究与应用》，《妇女研究论丛》2006年第S2期。

就业女性生殖健康检查的主要途径之一，因为非正规就业女性有生育保健和妇科检查的需要，对街道代表政府组织的育龄妇女的妇检工作抱有期待，所以很反感和不接受生育保健和妇科检查被简化和强化成节育检查的现象，妇检过于侧重计生措施检查令受访女性的卫生保健需要满足不尽理想。

访谈情况还表明，能享受到生殖健康宣传教育与服务的未婚非正规就业女性人数还很少。一方面是因为未婚的非正规就业女性工作分散，流动性性大，工作难度很大；另一方面也与法律规定中对服务对象的局限有关，人口计划生育的管理服务对象主要是"已婚育龄人口"，重点是已婚育龄妇女。从总体上看，受访非正规就业女性享受到的生殖健康服务和社会支持相对较少。

第五节　受访非正规就业女性安全、健康环境的需要及其满足

一　安全、健康环境的需要

（一）健康、可持续的生活环境的需要

大多数受访者都很强调生活环境对健康的影响，对目前的食品和卫生环境表示较多的担忧，表现出对健康、可持续的生活环境的需要。

个案 W16 说："干净的空气和水，吃的是放心的食物，这是健康最起码的要求。"

个案 W32 说："现在动不动就说（食品）有毒的，我们怎么可能健康？"

个案 W3 说："现在的情况是，一个是自然环境太差，连水都受污染了，我们都得喝桶装水，每个月花钱不说；还有就是人心都变坏了，买（卖）的东西大多都不好，报纸经常讲啊，什么有毒，连给婴儿吃的奶粉都会有毒，这个是什么世道？!""但是没有办法只能够小心点，吃还是要吃。这些都对身体不好啊，最好不

这样了，要想健康，这个方面要重视。"

个案 W22 说："现在很多病都是环境不好搞出来的，环境影响健康。'非典'说到底不就是环境不卫生吗，你传（染）我，我传你，大家都生病。"

也有受访者提到社区生活环境存在的种种问题，如社区垃圾成堆、蚊虫鼠蚁太多、灰尘和噪声污染等。

个案 W8 说："现在居住环境也不好，我们那栋楼，很老了，好多老鼠、蟑螂，周围到处都是工地，吵死了，我怀孕那阵子都是躲出去的，怕对 BB 不好，污染好大，好乱。"W8 认为："这个样子肯定不好了，肯定是对健康不好了。"

从访谈结果来看，随着经济的日益发展和社会的不断进步，人们对环境与健康关系的关注度不断提高。全球化时代，人类健康脆弱性增加。正如德国社会学家、风险社会理论的首创者乌尔里希·贝克所说，现代人"生活在文明的火山上"。现代社会在创造灿烂的科技文明之时，也累积了大量的健康风险：核辐射及核战争威胁，各种新型的甚至不知后果的化学物品被生产且被广泛应用于生活领域，这些都在相当程度上改变和影响着人类的生存环境，潜伏着前所未有的健康风险。[①] 环境污染事件对健康的影响已经成为受访者关注的健康焦点，认为周围环境污染对健康会产生不良影响，不少受访者认为自己的安全健康和生活质量已经受到环境污染的影响，认为有毒有害污染物正在进入食物链，因此把对安全、健康环境的需要列为健康需要。

（二）拥有安全、健康的工作环境的需要

访谈者所谈及的职业场所和工作环境的健康和安全的需要，是指使女性从科学和医学的角度得到保护，不受某些有害因素的危害，改善劳动条件，保护女性的健康和安全。重点是为女性从业者创造良好的工作条件，既包括工作的硬件条件，即安全和健

---

① 黄奕祥、李江帆：《健康需求变化与医学服务模式转变》，《中州学刊》2010 年第 1 期。

康的自然、物理环境，也包括体现对女性关怀的工作管理制度的软环境。

个案 W3 说起曾在酒楼工作时遇到的"烂手掌"事情依然很感慨，"刚开始做事不知道，在水台帮忙洗碗，后来才两个礼拜多啊，我的手就坏了，因为（主管）是亲戚，所以就换到茶水间了，要不然这手就好不了了"。

从事家政服务的个案 W4 说："工作中手受伤，皮肤过敏都是常有的事情。"

个案 M2 说："开工的时候要小心，不好彩遇到有毒的东西那就麻烦了。上次有个工友尿血啊，一停工就好了，一开工就又有了，医生都说是工作环境的问题了，但是究竟是什么又查不出来，老板也不认。"

与受访男性较多提起工作环境导致职业伤害、职业病等这些职场上的安全卫生议题不同，女性受访者在对安全、健康的工作环境需要方面，较多谈及的是工作环境中对女性特殊的一些照顾和保护需要。

受访者表示，在很多非正规就业领域中，雇主对待女职工与其他人一样，上岗时没有考虑女职工的特殊情况。

下岗后在酒楼帮工的个案 W3 说："洗碗的、清洁的大多都是女的啊，天天泡在冷水里，谁管你是否是那个（经期），都一样洗冷水，不管冷热天。""谁管（照顾）啦，自己管自己啦，要揾食就没野讲（要工作就没有条件讲）……老板肯定不管的，不做就走人了，怎么可能（照顾）？""但是国家单位就不会这样，国家有规定的，其实最好对所有的妇女都应一样啦。"

在物业公司做保洁的个案 W1 也说："男女工作量都一样，没有区别，自己完成，没有人理（是否在月经期）的"。而且 W1 说公司提供的洗涤剂味道很大，很刺鼻和辣手，她怀疑不是正规产品，很担心对身体造成过多伤害。

个案 W10 曾在酒楼做过咨客（广东酒楼的前台和带位、点单的工作人员——作者注），她说："酒楼老板只要发现有（雇员）怀孕，就要她走人，要不闹开会很难看。""老板说这些都是行规来着，你看过哪个酒楼里有请大肚婆？衫（酒楼工作服）都没得（合码的）穿。"

受访者还提到，工作中常常会遇到雇主随意延长劳动时间，占用劳动者法定休息日的情况。从事服装销售员的个案 W14，底薪 1000 元，"卖得多提成多，没有其他福利"。雇主实行的是一个月 1000 元钱全包，每个月休两天。节假日不休，没有加班的说法，也谈不上加班费的问题。W14 说："早上 9 点开档，到晚上 10 点收档。每天要守 13 个小时。不出什么体力，也没有什么技术，就是看档口，吃饭、上厕所都在档口（市场）这里……要经常站着，经常腿酸、脚底很痛。"

个案 W10 说："如果店里生意好，就一直开店一直做下去，我经常工作十小时多，老板不说走，谁也不可以下班休息。没有加班工资……休息时间常常不够，第二天来上工，老是打瞌睡。"

由此可见，少数的女性就业者仍然存在每天劳动时间过长和过度加班现象，也有女性就业者在月经、怀孕、哺乳期从事过禁忌的其他劳动。

可以这样说，在非正规就业领域，工作环境中的女职工劳动保护方面趋于"边缘化"，甚至"零保护"，但非正规就业女性对安全、健康环境的需要仍然是强烈的。

二 对安全、健康环境的需要的满足

（一）健康、可持续生活环境需要的满足

在如何减低环境污染的健康风险方面，从个体角度来说，受访者大多以"自己多小心点"来应对；但同时对政府在这方面的监督和管理抱有很大期望。

个案 W6 说："但是没有办法只能够小心点，吃还是要吃。这些肯定都对健康不好啊，要想健康，这个方面要重视。"

个案 W16 说："希望政府对环境、食品方面的检查更全面些，处罚力度大些，这个肯定是要靠政府的。"

个案 W10 也认为这方面政府是有责任的，她说："我想这个也要靠政府管的，老板怎么靠得住？我们自己更是没有能力负担（工作环境造成的健康损失）。"

个案 W32 则认为环境的恶化对收入低的家庭影响最大，由于收入低下导致购买力和消费层次低，在可承受价格的限制下，对安全、健康方面的要求无奈降低，因此在这方面需要的满足情况最不理想，"穷人最可怜啦，没有钱，只有买些便宜货，那些东西都没有什么保障的，有的用有的吃就可以，哪顾得上健不健康，你说对不对，上次 BB 奶粉有不好的东西，吃进口的（奶粉）就没有事，吃国产的就有事，越便宜的越有事，你说惨不惨？"

（二）拥有安全、健康工作环境需要的满足

面对工作环境造成的健康受损的情况，男性受访者较多提起的是工伤、职业病等程度比较严重、受伤害较大的情况，表示要根据情况来应对。

个案 M2 说："工作方面要是受伤，主要靠工伤保险，最好不要遇到，如果遇到了只能够靠这个，也算是一个保障。"

个案 M24 说："如果很严重，是工伤，就直接找劳动部门赔偿，实在不行，就索赔、就打官司。"或者像 M2 所说的那样以"不好彩"、"认命"的心态无奈接受。个案 M2 说曾有工友尿血后，"他（工友）的身体变好差，很多工作都不能够做了，谁负责？还不是自己倒霉"。

面对工作环境中遭受意外伤害的风险，大多城镇非正规就业女性关注的是一些对女性劳动者造成的隐形伤害，比如缺乏对女性的特殊照顾和保护，亦即对传统女工劳动保护具有需要，但是，我国目前劳动保护的责任由企业承担，责任在雇主。企业往往不愿意额外承担其劳保费用①，而仅靠道德自律往往又是"靠不住"的，因此，非正规就业女性对劳动保护和免受工作环境伤害所具有的实际需要与现实缺乏对该需要进行满足的条件之间产生了矛盾。

社会现实与实际需要有着较大差距，在失落的同时，非正规就业女性也试图通过自己的一些努力来弥补这些差距，如尽量避免从事可能会遭受工伤的高危工作；提升自己的防伤害能力等。

个案 W1 说："不敢说，怕惹老板不高兴，丢饭碗。"只能继续使用刺鼻的洗涤用品，只是"自己多注意点，做事的时候尽量少用"。

家政服务员 W4 说："这个还是要靠自己，多上点心，做些防护准备，像手套、口罩啊这些都要有。"W4 还提到："这家（现在的雇主）帮我买了意外伤害险，好像是叫这个名称，就是如果做家务的时候出什么意外，像什么擦窗子（从楼上）掉下去啊，保险公司会赔点钱，而不是他们（雇主）赔。基本上我以前做事的家庭都没有（帮我买）的，只有最近这家和上一家，就是韩国人那家买了（保险）。"由此可见，就业市场中所提供的劳动保护，由于要靠雇主的道德自律和法律意识，所以往往显得十分可遇不可求。

但更多的努力和需要却因为非正规就业领域的权益保障的弱可及性和相关服务的供应不足受到压制，以致潜伏下来，并最终使非正规就业女性的对安全、健康职业环境的需要呈现出一种消极、压抑状态。

个案 W9 目前是凉茶坊的营业员，每天要工作 10 个小时，每月只休息两天，节假日不休，工资是每月 1300 元，没有其他福利。

①　对企业来说，承担女性劳动保护费用是很大的负担。据 2001 年北京市全市企业调查表明，"女工劳动保护费用"是同期"女工生育保险费用"的 2.56 倍。由此可以看出，企业女工劳动保护费是一项不该忽视的成本。参见潘锦棠《北京市女职工劳动保护费用调查分析》，《妇女研究论丛》2005 年第 2 期。

个案 W9 说对于工作要签合同、单位要给职工缴纳保险、每日工作时间不超过八小时，节假日上班要给加班工资，工作环境要安全、健康，对女性有特殊的保护等权益保护条款，她也陆续了解了一些。但她从未争取过，她认为那些都不是主要的，最主要的是"有工开"，"现在找工作的（人）那么多，没得计较"，"为那些（合法权益）放弃一份工是不合算的"，因为"你不做，有人做"。对于很多女性非正规就业者来说，一旦失业，失去经济来源，其生活就很容易受到威胁，无论对于家庭还是自己的内心都是较大的打击。正因为对失业状态的担心和焦虑，因此，许多非正规就业者在与用人单位的谈判过程中回旋余地小，无法掌握就业主动权，对就业和工作环境的要求也只能忽略了。

在正规部门，特别是国有单位，对女职工劳动保护的各项规定执行得比较到位和健全，如对育龄期、生理期女职工给予关照，在工作安排、工作条件等方面适当照顾，但非正规就业领域则大多忽视对这些规定的执行，或者因为就业性质的改变使标准劳工立法的适用性降低了；或者某些就业领域不受标准劳工立法保护（比如家政行业，因劳动法不调整私人雇佣关系）；或者因为企业和雇主能够超越或绕过这些规章制度。因此，非正规就业女性对拥有安全、健康的工作环境的实际需要与现实之间产生了巨大的落差和矛盾。

第六节 受访非正规就业女性康复和
健康照顾的需要及其满足

一 康复和健康照顾的需要

在我们的访谈中，有一个普遍存在而且很现实的需要被城镇非正规就业女性多次提及，就是健康照顾方面的需要。随着人口老龄化时代的来临和疾病谱的改变，慢性非传染性疾病的地位越来越凸显，随之而来的健康问题除了在疾病治疗上所带来的高额费用之外，还造成了人群尤其是老年人群的失能状态，人类对付疾病更少能够"治愈"（Cure）而更多需要"照顾"（Care）。这些情况导致了失能者个人和家庭在健康、患病和康复时的持续性健康照顾需要。

失能者，是指那些因疾病、伤害或年老导致失去生活自理能力，依靠他人照料的人。世界卫生组织的《国际组织损伤、失能和残障分类》（International Classification of Impairment, Disability, and Handicaps）将人群正常功能的丧失称为失能（Disability），失能分为长期失能和短期失能。短期失能是指因病伤所造成人体正常活动的短暂受限。卫生服务研究将长期失能定义为日常生活中主要活动的长期受限，是评价居民生活质量（尤其是老年人）、慢性疾病严重程度和卫生服务利用的一项重要指标。长期失能包括残障，残障是一种严重的长期失能，主要强调失能的社会属性，即由于病伤长期卧床或坐椅不起或不能进行户外活动，需要依靠他人的帮助才能起居。由于人口老龄化和慢性疾病等公共问题越来越突出，长期失能的问题也成为健康照顾研究的重要方面。有一个关于老年人群的数据可以帮助我们了解现在广州失能人士居家照顾的负担。据报道，广州100万老人中患老年性痴呆的已接近10万，也就是说，每100个老人中就有10个老人患老年痴呆。①

（一）作为被照顾者提出的康复和健康照顾需要

大多受访者表示，已经做好了老了无法自理的时候被照顾的心理准备，而对未来健康照顾需要和期待方面，不少受访者都表示，希望有更多的健康照顾服务机构来提供照顾服务的选择，渴望得到护理照顾等服务，从而得到良好的健康照顾。

个案 W3 说："老了老了，总免不了上医院，吃药，要人帮忙照顾生活。"

---

① 《健康"第四大杀手" 广州老年痴呆患者近10万》，2006年9月21日，广州日报网络版。

同时，大多受访者也提出希望失能者照顾社会化，即自己年老失能后，不愿拖累子女，甚至成为子女的重担。

个案 W4 说："现在我有时候也参加社区义工活动，我女儿学校也有组织去，去帮助照顾社区那些老人（林姐说的是在她们社区进行的居家养老的试点）……（请护理员上门服务的家庭养老方式）这个很好啦，我以后也这样，老了自己过，有什么需要找人帮帮忙，我们居委会现在就有组织义工服务啊，有些也要收费的，但（费用）不要太贵才行。"

个案 W1 说："等我老了，实在不行，我就到老人院，我不要让我女儿像我一样（这么辛苦照顾老人）……希望到时候能够有钱上老人院……最好老人院多些，收费低些啦。"

对于未来老后的照顾服务，个案 W6 已经有了具体的想法，"电视上香港老人都是有姑娘（社工）送饭到家，衣服有人帮忙洗，连洗澡也有人帮忙，我们向人家学啦，等我们老了，最好能够这样（居家健康照顾）……自己出钱请保姆当然不行了，谁请得起啊，有钱人可以，我们不（行）的，人家香港是政府买单的，我们也要的是政府管的，（和有钱人）不一样的……当然自己也要出一部分钱，但不是全部。"

我国已经进入老龄化社会，在人口老龄化及老龄化人口对社会化医疗护理服务的需要方面，中国事实上存在着较大的需要（郑功成，2002）。随着家庭规模的缩小及老年居住模式的改变，空巢老人和独居老人会越来越多，而且，老年人年龄增长、配偶缺失率逐渐增大，家庭照料资源相对缩减，使老年人对以老年居家护理为主的各类健康照顾服务需要日趋强烈。

（二）作为照顾者提出的康复和健康照顾的需要

"康复和健康照顾的需要"不仅是老龄化中国社会的困扰，更是家中有需要照顾的失能者的群体最迫切的需要。在我们的访谈中，不少访谈者提到健康照顾方面的需要，其中包含了所有（4 名）家中有失能者需要照顾的受访者。也就是说，对于家中有失能者需要照顾的受访者而言，健康照顾需要是她们百分百的根本需要，甚至已经成为她们家庭中一个很沉重的亟待解决的负担。

个案 W18 说："以前我妈没有中风，所以不知道复健这么重要，照顾病人这么辛苦累人，但是好的复健和照顾确实能够帮助病人康复，你不好好照顾她，她更辛苦，病得更重。这个应该也是健康需要的一部分吧……为了更好地照顾她，我换了工作，就是为了离家近点，中午也能够回去看看……照顾真的很累，希望能够透透气。"

因为女儿被诊断为"疑似罹患自闭症"，个案 W5 只能够在家工作，并照顾和训练女儿，她说："我真的需要有人来帮忙带女儿，我一个人整天对着她……请保姆又不合算，我有钱就（给她）治病了，哪有闲钱请人，但是她，还有我的健康都需要这方面（的帮助）……（照顾）很辛苦，很烦，有时候觉得快坚持不下去了。"

个案 W1 的公婆上了年纪，日常起居都需要有人照顾，作为公婆独子的媳妇，41 岁的 W1 就成为家中主要的照顾者。

已经 50 岁的个案 W22，虽然自己患有糖尿病和高血压，但是因为丈夫身体一直不好，这几年健康状况更加恶化，所以照顾丈夫的重担一直由 W22 承担，觉得"真的抵不住了，希望有人帮忙"。

二　康复与健康照顾需要的满足

从访谈情况来看，目前家庭在失能者健康照顾需要的满足方面发挥着主要的作用，而政府健康政策的执行机构，比如医院、社区、康复机构等发挥的作用很有限。换句话说，从受访者的情况来看，目前的健康政策与她们既有的健康照顾需要的满足关系不大。

有失能者的家庭都需要并且希望通过健康照顾服务来提升失

能者的健康水平与自护能力，但这种需要却因为非正规就业者家庭经济收入低下而导致无法通过市场购买这些服务。在我们的访谈对象中，除了两位收入较高的受访者家里聘请了保姆和钟点工外，其余受访者家中均未付酬请工，包括有失能者需要照顾的4个家庭。

作为社会最小单元的家庭对于失能者照顾具有极为特殊的意义，目前在健康照顾方面，由家庭成员提供各种支持是保障和促进失能者健康生存状态的最经济有效的手段。多数受访者认为不工作的或能够请到假的家庭成员是最合适的照顾者，但是正如个案M2所说："基本上都是我老婆在家（照顾），我很忙，要工作……她请假啦，没所谓的。"值得重视的现状是，从访谈情况来看，受访者家庭的照顾者角色大都是女性在承担，这主要是因为，一方面，照顾过程涉及很多情感、生活细节的考虑以及心理调适，社会将这些特点归于女性的特有，传统观念认为女性在照顾方面的能力高于男性，按照Becker的家庭内部分工理论（Becker，1991），妇女在照顾方面的效率比男性更高；另一方面，因为非正规就业女性的就业收入往往不及家庭中的就业男性的经济收入，所以因照顾对工作造成影响，由女性承担收益减少的损失，对整个家庭的收益来说反而更划算。

个案W1的公婆上了年纪，需要有人照顾，作为公婆独子的媳妇，41岁的W1就成为家中主要的照顾者。W1提到："家公、家婆的身体越来越差，家婆还差过家公，越来越需要人整天伺候了，要不然他们自己根本搞不定……到时哪怕有工开，（我）也不能够出来做了，怎么可能顾得过来……辛苦啊，在家照顾老人比上班还累呢，我身体也不好，好多时候不舒服，不过，再不好也好过他们啊。""当然是我做（照顾老人）了，他（W1的老公）要工作啊，而且让他做，他也做不来。"

女性受访者表示作为照顾者身份的她们，面对家中失能者或需要照顾的人士，承受着家庭照顾所带来的压力及面临着困境。

不仅要照顾家中失能者的日常生活起居，还时常因为家庭照顾工作而请假离岗，因此给自己的工作带来影响，甚至有被解雇的危险，带来经济方面的压力。另外因家庭照顾导致工作堆积，往往又需要更多的时间和精力去处理。工作和家庭两方面的重压，使女性照顾者过着"蜡烛两头烧"的生活。

32 岁个案 W6 目前是个体户，租了个小档口卖饰品，她曾经在中国移动做了六七年的客服人员，生育后离职，原因"主要是在家庭方面，小孩、老人都要照顾。以前的工作需要分早、晚班的，是固定的，所以如果有事情就很难请假，岗位少了一个人就会多了工作量，不好请假，其他同事也会有怨言。""请假多了，就说你表现不好啊，升职机会就没有，比我资历少的都升职了，没有意思。"W6 离职后因为"上年找不到合适的（工作时间灵活能照顾家庭）工作，所以决定自己搞点铺头"。

受访者谈及照顾的方面，涉及日常生活的方方面面，包括进食、沐浴、穿衣、如厕、移位等，以及辅助性日常生活活动，比如准备餐食、服药、理财、购物、打电话、洗衣、使用交通工具等。

个案 W18 的妈妈去年中风引起半身不遂，行动不便。因为 W18 的爸爸已经去世了，所以一直是 W18 在照顾妈妈。谈及日常照顾方面，W18 说："早上不到 6 点就要起来，先抓紧时间把粥煮上，我妈喉咙动过手术只能够吃软的食物。我先洗漱，然后帮她穿衣服、洗脸、漱口、上厕所，（照顾她）喝水。老人睡眠少，醒得早。接着推她（老人坐轮椅）到阳台上坐着，让她自己拿个梳子梳头，要梳一百下，这是医生教的（康复锻炼）。然后叫女儿（8 岁）起床，帮她（女儿）洗漱，准备上学的东西，是我老公送女儿上学，（他们）顺路买早餐吃。然后，推我妈进屋，帮她吃完早餐后，给她吃药，把便盆准备好。接着就要赶着上工，时间好紧，一直忙不停，经常连上厕所的时间都没有。有些东西都是前晚准备好的，要不更麻烦……中午再返来。"W18

的这段话，典型地反映了一个女性早晨在离家上班前在家里从事照顾和家务的情景。从中可以看出一个有失能者需要照顾的家庭，作为照顾者的女性所承受的重压。琐碎、繁重的家庭事务和照顾工作差不多都是 W18 自己完成的，而到了上班的时候又要和男人一起去工作，这些现实情形使得很多女性被压得喘不过气来。

家中有丧失身心功能的失能者时，会给家庭带给很大的压力，特别是承担照顾者的女性，而且一旦认定家里出现失能者是不可避免且必须接受的事实时，照顾者常会产生焦虑、沮丧、无望感等负面情绪，以至于产生一些身心疾病，甚至将失去对生活的控制感与独立感。

个案 W5 的家公家婆身体不好，父亲已逝，母亲在乡下的哥哥带小孩无法帮忙照顾，因此 W5 为了照顾生病的女儿（疑似罹患自闭症），无暇顾及工作，只能够在家工作（开网店），将主要的精力和时间花在对女儿的照顾方面。她说："她（W5 的女儿）这个样子，我只有看着她，多和她说话，多训练她，都不能够外出工作。""网店的生意不好做，有时候还要贴钱，我好烦（恼）的"，"我天天都想钱的事情"，"也不知道她这个样子怎么办，想起她的将来我就担心、害怕……这个病我自己也不清楚，也没有人指导，靠自己看书……ZS 三院的专科号也很难挂到，都预约到两三个月后，专业的训练费用太高……对着她有时觉得好累啊，真怕我先顶不住，先病倒了，那该怎么办？"

个案 W22 已经 50 岁了，自己患有糖尿病和高血压，但是因为丈夫身体一直不好，所以这几年一直是她坚持照顾丈夫，面对未来，W22 坦言："不好说，我会在他（W22 的老公）前面走（逝世），我已经用尽气力了。"

作为照顾者的非正规就业女性没有与男人一样的休息机会，因为她们在家和工作场所都要工作。非正规就业女性在长期作为照顾者后，经常会承受很大的压力，并出现不健康的状态。

Hughes（1999）认为照顾行为首先影响到精神、社会需要，可能会使照顾者沮丧以及降低生活能力，也会因为照顾压力，导致生病，包括照顾过程引起的疾病或伤害，以及原先存在且被加速恶化的健康问题。

情绪影响方面，主要是由于家庭照顾者未曾接受过专业训练，以致在照顾失能者时，经常出现无助感。特别是那些家中的照顾工作只由一个人独力负担的家庭照顾者，更容易因为照顾重担太过沉重而造成心理、生理与情绪各方面的负担，而且家人间不同的照顾想法与期待，也常造成家人间的冲突。

个案 W18 说："虽然都是我在照顾老人，但是其他人总要出声，说这说那，有事就我错，真是做多错多。""他们的工作都好重要，就我的事情不重要。""有时候也会发脾气啊，也很难顾到老人面（当老人面发脾气）。我也不想，但是好累好烦的。"

这样不间断的照顾工作逐渐腐蚀着她们的能力、身体的健康以及作为持续照顾者的角色与意愿。事实上，长期的压力与情绪困扰，使得不少照顾者成为下一个需照顾的病人（Kuhn，1998）。

个案 W5 说："政府管不管？不管我们，靠我们自己就真的没有办法了……真不知道能够挨多久，（我）有病都不能够休息……我们老了怎么办，童童谁照顾，我和他爸谁照顾？"

总之，康复和健康照顾需要对女性而言非常重要，而且对她们的健康和就业方面影响深刻（见图5-7）。一方面，女性的平均寿命比较长，在我国65岁以上，需要长期照顾的女性较男性多；另一方面，家庭照顾者的身份大多由女性承担，长年甚至终身无休地担任第一线的健康照顾工作。因此，她们对健康照顾方面有迫切和强烈的需要。

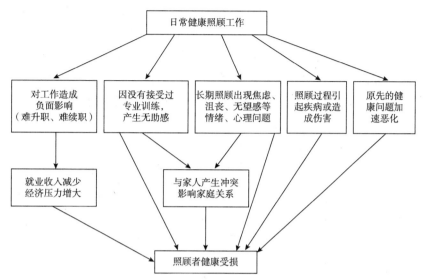

图 5 − 7 康复和健康照顾对照顾者健康和就业的影响

小 结

在广东女性就业出现"非正规化"趋势的背景下，广州城镇非正规就业女性已成为城镇劣势群体。

受访广州城镇非正规就业者的"健康需要"由疾病医疗需要、疾病预防和健康保健需要、健康的环境需要以及康复和健康照顾需要等构成。疾病医疗需要包括提高医疗可及性和改善就医环境的需要；疾病预防和健康保健需要包括疾病预防和健康保健知识的需要、妇女保健需要以及健康检查的需要；健康的环境包括拥有健康、可持续的生活环境的需要和拥有安全、健康的工作环境的需要；康复和健康照顾方面包括作为照顾者和作为被照顾者的需要两方面。

两性生理构造具有差异性，在既有的社会关系建构中所承担的社会角色、劳动分工和经济社会地位也不同，因此，在健康需要与需要满足方面的体验亦不相同。其中，受访女性在构建对妇女友善的就医环境、妇女保健、妇科检查、女工劳动保护以及作为照顾者提出的康复和健康照顾方面的需要更为重视和深刻，是非正规就业女性受访者不同于男性受访者的需要。而这些女性特有的健康需要和女性所扮演的生育者、养育者和家庭照顾者等社会性别角色密切关联。总体来说，受访女性健康需要的内容比男性多。

福利需要满足的途径有三，分别是家庭、市场和国家（Rose，1986；Evers，1988、1993）。从受访者的主观感受来看，她们的健康需要满足情况很不理想（见表5－17）。健康需要主要依靠个人和家庭来满足；因为在次级劳动力市场就业，就业收入和就业市场所提供的福利保障不仅微薄，而且具有较大的不确定性，所以就业在她们健康需要满足方面的作用并不大；国家主要是通过基本医疗保险、生育保险、工伤保险等社会化保险制度为主的健康政策来对非正规就业者的健康需要满足进行支持，但与其在回应民众健康需要方面要承担的主要责任来看，国家在城镇非正规就业者，特别是非正规就业女性健康需要回应方面没有发挥应有的作用。从访谈情况中，我们发现：相较两性皆有的健康需要满足情况，非正规就业女性特有的健康需要（表格中底纹灰色部分）满足情况更不理想，很多方面政策缺失，回应不足。

表5-17　受访城镇非正规就业女性健康需要构成及满足情况

健康需要构成方面	各主要方面构成要素	家庭		市场		国家	
		途径	实际效果	途径	实际效果	途径/政策	实际效果
提高医疗可及性	看得起病	个人和家庭的积蓄	在大病、重症和需持续治疗的慢性病方面效果不理想	就业医疗福利	由于就业福利的不确定性，所以效果不理想	基本医疗保险、医疗救助	收入低下及不稳定性与参保费用较高和得到补贴几率低下的矛盾，导致效果不理想
	看病方便性					社区卫生政策	医疗资源分配不合理，导致效果不理想
疾病医疗需要	改善就医 医疗服务秩序更规范	找熟人、找关系	效果较理想			政策缺失	仅靠道德建设和自律，效果不理想
	环境需要 对妇女友善的就医环境	找熟人、找关系	效果较理想			政策缺失	仅靠医院管理改善，效果不理想
疾病预防	疾病预防和健康知识的需要	个人及家庭自行学习	效果较理想	商业医药公司宣传	效果较理想	公共卫生政策	效果较理想
妇女保健需要	经期保健需要	自我保健和家人照顾	效果较理想			妇幼保健政策、女工保护政策	政策执行不到位，效果不理想

153

续表

健康需要构成方面	各主要方面构成要素	需要满足途径及效果					
		家　庭		市　场		国　家	
		途径	实际效果	途径	实际效果	途径/政策	实际效果
妇女保健需要	孕期保健需要	自我保健和家人照顾，以及靠购买生育保险	效果较理想	雇主给工作作照顾及给雇员缴纳生育保险费用	由于就业福利的不确定性，所以效果不理想	女工劳动保护政策、妇幼保健政策、生育保险、计划生育和生殖健康政策	女工劳动保护政策执行不到位，效果不理想；享受生育保险待遇者效果不理想；未享受遇者效果不理想
	更年期保健需要	自我保健和家人照顾	效果较理想			政策缺失	
疾病预防和保健 健康检查的需要	身体健康检查	个人及家庭积蓄开支	经济收入低与检查费用较高的矛盾，导致效果不理想	雇主提供健康年检	由于就业福利的不确定性，所以效果不理想	政策缺失	
	妇科检查	个人及家庭积蓄开支	经济收入低与检查费用较高的矛盾，导致效果不理想	雇主提供	由于就业福利的不确定性，所以效果不理想	妇幼保健政策、计划生育和生殖健康政策	政策执行不到位，效果不理想

续表

健康需要构成方面	各主要方面构成要素	需要满足途径及效果					
		家庭		市场		国家	
		途径	实际效果	途径	实际效果	途径/政策	实际效果
健康可持续的生活环境的需要	食品和卫生环境方面	购买高品质食品	经济收入低与高品质食物价格较高的矛盾，导致效果不理想			公共卫生政策	政策执行不到位，效果不理想
	社区生活环境方面	个人维护环境卫生	效果一般			社区卫生政策	效果一般
拥有安全健康的工作环境的需要	安全和健康的自然、物理环境（避免工伤、职业病）	避免从事高危工作；提升自己的防伤害能力	效果不理想	雇主给雇员缴纳工伤保险费用	由于就业福利的不确定性，所以效果不理想	工伤保险	享受工伤保险待遇者效果较理想，未享受者效果不理想
	对女性关怀的工作管理制度的软环境（女工劳动保护）			雇主提供劳保和照顾	由于就业福利的不确定性，所以效果不理想	女工劳动保护政策	政策执行不到位，效果不理想

续表

健康需要构成方面	各主要方面构成要素	需要满足途径及效果							
		家 庭		市 场		国 家			
		途径	实际效果	途径	实际效果	途径/政策	实际效果		
康复和健康照顾的需要	作为被照顾者提出	靠家人照顾和个人积蓄	效果一般，主要是家人较忙而且家人积蓄微薄			社区卫生政策	政策执行不到位，效果不理想		
	作为照顾者提出	家人帮手照顾工作	效果一般			政策缺失			

156

第六章
健康政策对非正规就业女性
健康需要的回应

本章基于第五章的访谈情况和研究结果，从社会性别视角来讨论健康政策对非正规就业女性健康需要回应的情况。

当前我国女性就业模式非正规化的趋势必然给我国社会福利政策以及公共服务体系建设带来挑战，面对"非正规化"的趋势，健康政策如何才能更好地满足非正规就业女性的健康需要，健康政策的挑战在于能否设计出可以回应非正规就业女性健康需要的方案。

回应（response），即回答、答应或响应。政府回应，即政府对社会（包括公众、各类社会主体、各个服务对象）诉求所作出的回答、答应或响应。公共管理学者格罗弗·斯塔林（Grover Starling）认为，回应（responsiveness）一词是指公共组织快速了解民众的需要，不仅回应民众先前表达的需要，更应洞识先机，以前瞻主动的行为研究问题、解决问题。民众常常批评政府行动迟缓、犹豫不决、无能为力，指的就是政府的回应力不够。[①] 其中政府对于社会需要进行社会政策的回应就尤为重要。

社会政策的回应机制是指社会政策对公民的社会发展需要作出迅速反应和积极应答的机制。政策回应既包括对当下的社会利

---

① 张成福、党秀云：《公共管理学》，中国人民大学出版社，2001，第324页。

157

益要求的回应，主要体现在对社会政策的出发点，即社会问题的回应上，也包括对潜在的社会需要的回应，实际上，其背后真正的目的是满足人的发展需要。需要满足途径与服务提供方式是政策选择与服务发展的核心议题，实质是通过满足需要的社会制度安排，解决确认的"社会问题"，缓解社会冲突和改善生活质量。需要满足途径议题的核心是：什么模式的组合能及时有效地回应社会需要（刘继同，2004）。对健康政策而言，政策对象健康需要与健康需要满足既是健康政策和健康照顾服务体系运作的价值基础，又是衡量健康政策回应的最佳介入点。

从第五章的访谈结果来看，城镇非正规就业群体的健康需要与需要满足方面存在性别差异：（1）城镇非正规就业女性健康需要的内容比男性多；（2）城镇非正规就业女性健康需要的满足情况不甚理想，处于较低水平，健康需要的满足主要由个人和家庭承担。然而，城镇非正规就业女性的健康需要无法只通过非正规就业和家庭途径来满足，迫切需要国家通过健康政策来支持和回应。从访谈情况来看，城镇非正规就业女性健康需要的满足具有丰富的健康政策含义，在疾病医疗需要满足方面，提高医疗可及性与城镇医疗保险的覆盖有很大关联；疾病预防和健康保健需要满足与健康促进政策、妇幼保健政策和生育保险政策等联系紧密；在健康环境需要方面，公共卫生政策和劳动保护政策对拥有健康、安全、可持续环境的需要满足起很大的作用；社区医疗政策则关系到康复和健康照顾需要的满足。总体来说，目前的健康政策部分地回应了非正规就业女性的健康需要和健康问题，但从健康政策对健康需要的满足效果来看，健康政策在城镇非正规就业女性健康需要回应方面没有发挥应有的作用，甚至在某些健康需要满足方面存在缺失，比如在构建对妇女友善的就医环境方面。健康政策对易陷入经济不安全或收入不确定困境中的城镇非正规就业女性的健康需要的满足和支持不够。

健康政策的设计旨在回应变迁的社会健康需要与解决社会健

康问题，改善公民的健康福祉。将社会性别概念引入健康政策分析，可以帮助我们从女性立场出发，注重男女的健康需要差异，通过关注政策对这些需要的满足，发现男女两性在享有健康资源和健康服务上的差异与不平等，有助于找出影响两性差异的社会、政治、文化等结构性原因，识别妇女的不利境况，使人们深刻认识社会性别机制和以男性为中心或中性的传统健康政策给妇女健康带来的影响，这也是以社会性别视角重新审视和分析现有健康政策，建构具有社会性别敏感的女性健康政策的首要步骤。

第一节　医疗保障政策的回应

一　基本医疗保险制度

在社会转型背景下，受正规与非正规就业的二元就业市场结构的影响，不同就业市场的就业者解决疾病风险的制度安排差异比较大。从基本医疗保险制度来看，虽然性别差异对医疗卫生服务可及性无直接影响，但是由于妇女非正规就业比例高于男性，而卫生服务可及性又取决于就业领域的性质是否被医疗保险所覆盖，男女两性在正规和非正规就业市场的就业人数比例的差别不可避免地会反映到城镇职工基本医疗保险以及城镇非正规就业者（以灵活就业人员为主）的医疗保险中来，女性受惠必然小于男性。因此，非正规就业女性群体的健康利益受到间接影响。健康政策和社会福利政策对易陷入经济不安全或收入不确定困境中的城镇非正规就业女性的照顾和支持不够。

广州市城镇灵活就业人员医疗保险政策支持非正规就业者以灵活就业者个人身份单独参加医疗保险，我们的访谈对象普遍表示能够以个人身份参保"是好事"，保障了非正规就业人员的权益。但是由于现行社会保障管理制度是在针对传统正规就业方式设定的制度上发展演变的，这一制度要求社会保障关系的建立以正规劳动关系的确立为先决条件，在这种情况下，社会保障政策经办机构直接面对的主要是各个企业集体，而不是参保个人，在传统服务理念惯性力量的影响下，社会保障政策和经办机构对劳动就业关系灵活的非正规就业者所提供的服务表现出一定的滞后性，解决个案问题的能力较弱。

正规就业与非正规就业社会保障之间实行不同的建构理念与体制模式，导致二者在社会保障待遇模式与待遇水平上呈现出不均等特征。城镇职工基本医疗保险参保费用由用人单位（按其缴费基数的8%）与个人（按其缴费基数的2%）共同缴纳，而非正规就业者以灵活就业人员个人形式参加医疗保险的话，则由参保人员个人以上年度本市单位职工月平均工资为基数，每人每月按4%的标准缴纳住院保险费，并按本市医疗保险规定缴纳重大疾病医疗补助金。前者体现风险共担和社会公平，后者突出个人责任。

城镇非正规就业人员参加社会保障的缴费基数和缴费比例不合理也是导致社会福利可及性和医疗可及性下降的因素。在广州，个人以灵活就业身份参加养老保险和医疗保险的缴费率分别为20%和4%，缴费基数分别为上年度广州市职工月平均工资。这两种保险的缴费率简单合计为24%。由于非正规就业人员收入大部分远低于所在地区的平均工资水平①，所以，非正规就业人员如果按照广州市的职工平均工资为缴费基数，其费用负担率必然远远高于24%。这样的缴费基数和缴费率是收入普遍偏低的非正规就业人员很难接受的，势必导致非正规就业人员在满足当期消费与

① 我们以2009年为例，广州市劳动和社会保障局和广州市统计局2009年5月公布，2008年广州城镇单位职工月平均工资为3780元（广州市劳动保障信息网：《关于公布广州市2008年度城镇单位在岗职工平均工资及职工平均工资等基础指标的通知》，穗劳社规〔2009〕1号）。但企业提供的薪酬，特别是非正规就业市场工资却低得多，与2009年初初次入职薪酬1050元/月相比，最近一次调查显示，企业已经将薪酬提升至1200元/月，上升幅度约为14%。但对比平均工资3780元/月仍然相差甚远（参见《广州职工平均工资3780元超北京上海》，2009年5月20日《南方日报》）。

享有未来保障权益之间进行选择时向前者倾斜。

从社会性别的角度来审视社会政策，可以将其归结为性别中性政策、性别平等政策、性别差异政策和社会性别意识政策四种政策模式。性别中性政策主要是指政府没有意识到整体社会利益格局中男女两性的差异，将男女两性假定为"无差别"的群体，政策可以无差别地对待，既不需要采取任何纠正性别偏见的措施，也不需要有意识强化性别差异。这类政策会产生忽视两性差异的"两性无差别"的性别漠视问题。虽然性别平等政策强调女性在政治的、经济的、文化的、社会的和家庭的生活等方面享有同男子平等的权利的政策，却容易"抹杀两性间差异"，产生男女平均、等同的认识误区。政府威望以男性的标准来要求女性，从而加重了女性的负担。性别差异政策是指决策人认识到两性的差异，把传统男女观念带入决策中去，产生了"强化两性差别"的社会政策。这种政策分为两类，即消极的差别对待政策和积极的差别对待政策。消极的差别对待政策扩大男强女弱的性别差异及女性的从属地位，通过强制性的政策和措施剥夺女性的权利和机会，也可称为性别歧视政策。积极的差别对待政策，正视男女在实际生活中存在的社会及生理差别，从而采取积极的纠正措施和行动方案，其中包括为了使处于不利环境中的女性达到实质上的平等而制定一系列向女性倾斜的性别倾斜政策和措施，但是基于这种态度的行动往往只是一种治标不治本的补救措施。社会性别意识政策使决策人敏锐地认识到性别差异，而且这种差异与传统社会性别结构和社会的性别制度密切相关，在政策制定中，不仅以对女性因历史造成的权益受损的弥补和对女性的保护为现实目的，而且以消除传统的社会性别结构来改变社会性别秩序、实现两性和谐均衡发展为长远目标（李慧英，2002、2003；鲍静，2006；刘丽珍、朱立言，2007；贺军，2007），该政策不是将男女两性纳入固定的范式，而是使社会系统更具灵活性以适应不同类型人群的需要。社会性别意识政策模式是近年来产生的，颇受联合国关注，已在国际社会中通过自下而上的方式推行，相当成功地影响了一些国家和地区的政策。

广州基本医疗保险制度作为配合中央指导性文件而制定的配套性地方政策，沿袭了宏观政策的性别中性的价值观。性别中性政策将社会性别隐形化了，将男女两性假定为"无差别"的群体，是中性的人，而没有考虑人的性别差异以及由此而带来的女性的种种不利的现实条件，不仅在制定政策时女性的"起点低"被忽略了，而且在实施政策时给女性带来的"结果差"也被设定在考虑之外（刘莉、李慧英，2003）。性别中性政策有可能把原来就处于弱势地位的女性排除在社会发展的进程之外，加剧女性和社会之间的分离。从政策层面上看，对每一个劳动者是公平的。但是，从性别这一独特的视角观察，就会发现，其中隐藏着性别差异。一是就业差距（包括就业形式不同造成的差异）造成女性参保率低，意味着女性享受医疗保险的人数少于男性。二是同世界上许多国家一样，中国男性平均工资高于女性。它部分由男女所从事的工作岗位或行业的差别导致，部分是因为男女同工不同酬的现象仍然存在，为此，中国城镇在业妇女的年均收入仅是男性的70.1%。[①] 但医疗保险的缴费基数为上年度广州市职工月平均工资，并没有考虑性别因素，男女社会性别差异被完全忽略。三是从本研究的访谈情况来看，由于女性的生理特点，导致女性有较多的健康保健需要，特别是在生殖健康方面，所患妇科疾病、慢性病也较多，但目前的医疗保险政策中自负费用的比例不管是男性还是女性个人支付比例都是相同的，参保者个人承担的标准没有性别差异。由于女性就业工资比男性低，尽管女性同男性承担相同比例的医疗费用，但是相对于收入水平和慢性疾病患病概率，患病女性的个人负担相对比患病男性更重，特别是低收入的非正规就业女性群体。这些性别差异造成了男女两性医疗保险总收益

① 中国妇女社会地位调查课题组：《第二期中国妇女社会地位抽样调查主要数据报告》，《妇女研究论丛》2001年第5期。

水平的不平等。

制度设计中社会性别观念的缺失，使这些基本医疗保险的规定对于非正规就业女性健康的负面影响较大，它遏制女性的看病就医行为的可能性大于男性，是导致非正规就业女性出现病痛很少就医（除非有急性病或大病）的因素之一，最终致使非正规就业女性医疗卫生可及性不理想，健康的系统减值和自我忽视状况加深。

现行的基本医疗保险政策从表面上看是中立和平等的，但是实际上，对男性和女性造成的影响是不同的。基本医疗保险政策忽略了男性和女性在就业机遇和工资收入等方面的差别，忽略了男性和女性生理特点和身体状况的差异，导致了中性的、不考虑性别的医疗保险政策带给女性和男性实际可以享有的利益的不平等。[①]

二 生育保险制度

生育保险作为强制性社会保险之一，其对象是所有企业、个体经济组织、民办非企业单位等组织和与之形成劳动关系的劳动者。广东省现行的《广东省职工生育保险规定》规定了生育保险费由用人单位按月缴纳，职工个人不缴费。也就是说，生育保险的缴费责任在雇主，女职工的生育津贴和生育医疗费用支付责任社会化，即女职工生育的产前检查费、接生费、手术费、住院费和药费由生育保险基金支付。从技术层面来看，这一规定不仅将全体就业者都纳入生育保险的保障范畴之中，而且还可以有效地避免未生育者积极参保而已生育群体不愿参保的被动局面，从而有效地发挥生育保险的横向保障作用，提高生育保险制度的保障能力。然而，事实上非正规就业领域的雇主往往逃避给雇员缴纳生育保险费用，再加上很多灵活就业者并没有用人单位，所以在

---

① 王菊芬：《社会性别视角下的城镇医疗保险改革——以上海的模式为例》，《妇女研究论丛》2007 年第 5 期。

非正规就业领域，生育保险的覆盖率还是很低的，很多就业女性不能享受孕期保健工资和产假，被排除在生育保险的覆盖面之外（潘锦棠，2001；欧阳和霞，2006），"非正规就业女性"的参保意愿往往被淹没在"雇主"的参保决策之中。处于边缘或被歧视的地位，缺失了生育保险，非正规就业者很难享受与其他城镇正规就业者同样的保障待遇。

从访谈情况来看，城镇非正规就业女性普遍认为，目前的生育保险在孕期保健需要满足中发挥的作用很大，主要是起到提供孕期保健所需的经济保障和基本医疗服务的作用。没有被生育保险覆盖的非正规就业女性，无论是在社会就业领域还是在家庭都将全部的生育责任承担下来了，这往往会给非正规就业女性个人和家庭带来很大压力和负担。虽然非正规就业女性对怀孕生产进行了经济预算，但出于经济的考虑，往往会压缩产前、产后检查和生育期（怀孕期、产期、哺乳期）的保健费用。换句话说，由于生育保障政策缺失，仅靠个人和家庭支持，非正规就业女性的孕期保健需要满足并不理想。

根据本研究的访谈和调查，城镇非正规就业女性有参加生育保险的强烈需要，但是却未获得现有生育保险制度的支持，非正规就业者以个人身份参加生育保险的需要没有被考虑和得到满足。因此出现一些城镇非正规就业女性"挂靠"劳动服务公司购买社保一年，从而享受生育保险待遇的现象。在以个人身份"挂靠"公司，集体购买社保的过程中，手续和服务费用以及寻租现象（腐败）的存在，直接增加了参保的交易成本，这种成本无疑会转嫁到福利需要者身上，最终使得社会福利可及性下降。这一现象反映了生育保险制度中需要视角的缺位。

我国当前的健康政策和医疗卫生服务实践主要表现为供给型社会福利，需要型社会福利只是从属现象。在供给型社会福利政策的决策与实施方式中，政策需要的"确定和干预的设计常常是自上而下、国家主导的……主要关注筹资和递送机制的效率，却很少关心'目标'人口，也不评价实际效果，结果导致社会产品及服务的'供需'脱节"（沙琳，2007）。长期以来，中国社会福利政策着眼于政府能够提供什么，在政府的社会政策决策与实施过程中，供给处于强势的主动地位。在这样的背景下，导致非正规就业者的生育保健和医疗需要没有进入生育保障政策关注的视野，目前的生育保险政策未能完全适应经济、社会结构的变迁。中国传统的社会保障和社会福利制度是建立在普遍的单一就业模式的基础上的，社会福利接近于工作福利。改革开放后，随着就业形势趋向严峻，失业和下岗人员增多，就业模式出现了多样化的趋势，新的基本医疗保障制度（广州市修订后颁布的《广州市城镇职工基本医疗保险试行办法》）考虑了就业领域发生的变化，对城镇灵活就业人员、无业人员、未成年人、不能享受养老待遇的老人、农转居人员等尚未纳入医保范围的群体，作出了妥善的基本医疗保险制度安排，并根据《劳动合同法》规定，将个体经济组织纳入"用人单位"范围。但是由于目前的生育保险政策和措施都是比照传统社会保障制度模式设计的，未能完全适应经济、社会结构的变迁，仍然因循传统劳动保障体制，更适用于正规雇佣关系与收入稳定的正规就业，对劳动关系不确定和不稳定、流动性较大的非正规就业者并不适合。现有的生育保险政策在保险关系的建立上，仍然以正规就业群体为生育保险主要对象，生育保险过于依托用人单位的传统理念，以有无劳动关系而不以是否缴费确定参加生育保险和建立生育保险关系，没有更多地考虑灵活性高的非正规就业这一特殊群体以个人身份参加生育保险，导致城镇灵活就业人员可能得不到或者用不上生育保障制度所提供的产品和服务，也就是说，在生育保障可及性方面存在着与非正规就业者的生育保障需要不吻合的问题。

另外，现行的生育保障政策主要针对女性，虽然保障了女性在生育这个特殊时期能享受特别的对待，但同时我们在访谈中也发现，正因为生育保险制度长期以来都强调女性在生育过程中的作用，是生育保险的主要对象①，缺乏社会性别视角，从而使人们忽视了男性在生育过程中所扮演的重要角色，也很少从男性责任的角度来考虑生育保险和生育行为。在广州，生育保险的生育津贴都是给予母亲的，父亲基本上享受不到。这对于妻子没有参加生育保险的家庭来说，是不公平的。因为只要丈夫所在单位缴纳了生育保险基金，丈夫也就参加了生育保险，但如果他的妻子属于非参保人员，那么，他的妻子仍然无法享受生育津贴，丈夫只享受看护假假期津贴。我国现在正规就业人群中男性明显多于女性，许多女性在非正规部门工作或以非正规方式就业，这就意味着有大量女性不在保障范围，而实际上她们的配偶是履行了生育保险制度义务的，这就形成了制度上的缺陷：参加了保险但不能享受保险。② 这种政策的设定不仅不能改变传统的性别分工：女性负责生养、哺育和照顾子女，而且从制度层面强化了这一分工，由女性承担了全部的生育责任。这种针对女性的生育政策将性别不平等从私人领域扩大到社会公共领域，而且从另一个角度也可以看到政策忽视了男性的生育权利。事实上，只面向生育女职工的生育保险制度，在保护和维护两性生育和健康等权益方面不得不打折扣。

三 医疗救助制度

医疗救助制度是医疗保障体系的重要组成部分，也是社会救助体系的一个重要方面，目的是为贫困人群提供最基本的医疗保障，以帮助他们在患病时能及时到医院就诊，提高其对医疗卫生服务的可及性，改善其健康状况，防止其因病致贫，或因病返贫，

---

① 根据现行《广东省职工生育保险》规定，用人单位均要为男女职工缴纳生育保险费用，已参保的男职工按规定享受看护假假期津贴。津贴以所属统筹地区上年度在岗职工月平均工资为基数，按规定的假期时间计发。

② 刘文明、段兰英：《男性生育角色与我国生育保险制度改革》，《华南农业大学学报（社会科学版）》2006年第3期。

从而增强自我保障和生存的能力。

从访谈结果来看，城镇非正规就业女性常常因工作不稳定、收入低下，在通胀对生活水平的冲击面前较为脆弱，诸如医疗、教育、住房等支出往往是城镇非正规就业女性生活困难的直接诱因，比如因生活成本和医疗费用提高而因病致贫、因贫返病，或因家中有失能者需照顾而容易陷入经济不安全或贫困的困境中；在教育方面，虽然国家要求未成年人的教育是义务教育，免除费用，但对于收费水平远高于义务教育的高等教育，并没有明确的切实有效的政策措施来照顾城镇低收入家庭。另外，住房等其他大额支出项目往往也使城镇非正规就业女性不堪重负。但是，现阶段以社区为主体实施的社会福利保障制度，能够为非正规就业女性提供的实质性支持还非常有限，而且支持方式单一、覆盖率低。

目前广州市城镇居民最低生活保障政策规定，城镇低保认定标准是人均月收入低于398.75元，低收入困难家庭认定标准是低保标准的1.2倍[①]，即申请广州市属各区（花都区除外）低收入困难家庭认定标准是人均月收入低于478.5元的家庭和个人，以及"三无人员"（无劳动能力、无生活来源、无法定赡养人或抚养人）。而《广州市困难群众医疗救助试行办法》将具有广州市户籍的困难人员（包括最低生活保障对象、低收入困难家庭人员、重度残疾人员、社会福利机构收容的政府供养人员）以及自付医疗费用有困难且影响基本生活的其他人员纳入医疗救助的范畴。按照政策制定的标准，我们的访谈对象都不在社会救助的范围之中，也都没有得到过政府的医疗救助。对于节节攀升的城市生活费用来说，城镇非正规就业女性的收入只能够负担生计，如果缺乏其他家庭成员和亲戚的支持，比如住房费用分担、在没有收入的时候的经济救济等，那么很难支撑其在城市中的生活，更不用说疾

---

① 广州市民政局发布《广州第五次提高城乡低保和低收入困难家庭标准》，新华社，2010年2月3日，http：//www.gov.cn/jrzg/2010－02/03/content_1527383.htm。

病医疗方面。可以说，目前的医疗救助制度对于收入水平高于贫困线但生活确有困难者的医疗卫生服务需要没有给予足够的关注。医疗救助政策提高城镇劣势群体个人与家庭承受疾病风险的能力，改善城镇劣势群体医疗卫生可及性的政策无疑也会使女性非正规就业者因之受益，但仅此还远不够。事实上，劳动力市场上的非正规就业的女性群体比其他人群更需要社会安全网的保护和特别关注。城镇非正规就业女性通常是处于劣势群体地位的特殊群体，她们身负"非正规就业"和"女性"的双重弱势，她们对疾病医疗服务的需要却是非常强烈的，迫切需要医疗保障与救助，而且她们医疗服务的社会影响也非常广泛而深远。非正规就业女性的经济地位低下迫使其更多地形成对男性和家庭的依赖，进而会对其家庭经济和社会地位造成影响，影响到她们在健康方面所占有的机会和资源，这样就必然会造成女性比男性更容易遭遇患病贫困和贫病交加的局面。长远来看，这不仅对女性发展，同样对男性，乃至整个社会的发展都会产生负面影响。一旦大量女性群体处于健康保障的弱势地位，甚至被甩出社会结构之外，形成性别断裂，就可能会造成与妇女紧密相关的儿童权益、家庭状况以至社会发展质量的问题。

女性较男性更多地进入非正规就业领域，使女性的职业安全度和社会保障程度低于男性，针对非正规就业女性的健康需要，政府应加速建构一个较为完善的医疗救助制度和性别公平的健康政策文化及医疗卫生环境，加强相关健康政策的制定及政策背后的社会性别意识，以弥补女性在社会经济地位上的不利状况，从而缓解健康的性别不平等。

第二节　既有女性特殊健康政策的回应

一　女职工劳动保护方面

从本研究访谈结果来看，非正规就业女性对安全、健康环境的需要是强烈的。但由于非正规就业领域大多忽视对《女职工劳动保护规定》、《女职工禁忌范围规定》、《女职工保健工作规定》的执行，或者因为就业性质的改变使标准劳工立法的适用性降低；或者某些就业领域不受标准劳工立法保护（比如家政行业，因劳动法不调整私人雇佣关系）；或者因为企业和雇主能够超越或绕过这些规章制度，在非正规就业领域工作环境中的女职工劳动保护趋于"边缘化"，甚至"零保护"。因此，非正规就业女性对拥有安全、健康的工作环境的实际需要与现实之间产生了巨大的落差和矛盾。从政策层面来看，其原因主要是有关女工劳动保护政策的某些规定落后于中国经济发展的现实，需要修改补充和完善。

国务院《女职工劳动保护规定》是 1988 年制定的，《广东省女职工劳动保护实施办法》是 1989 年制定的，《广州市女职工劳动保护实施办法》是 1992 年制定的，在此后的近 20 年里，国家的经济体制已进一步向市场经济转化，在中国社会转型和全球化的背景下，原有规定确立的原则和适用性受到挑战，因此需要对已有政策进行修改和完善。比如条例适用范围，自 1988 年规定颁布以来中国劳动力市场发生了深刻变化，非正规就业逐步扩大，出现了很多公共或私人领域的新就业形态妇女，比如劳务派遣工，现有条例无法体现派遣单位和用人单位对女职工劳动保护承担责任的问题。[①] 又如，1988 年国务院颁布的《女职工劳动保护规定》要求女职工比较多的单位应当逐步建立女工卫生室、孕妇休息室、哺乳室、托儿所、幼儿园等设施，而现在的形势是要求减轻企业的社会负担，逐步消除"企业办社会"的计划经济遗迹。因此，很多过去企业（事实上是国家）为女工所承担的费用一下子就转到个人及家庭身上，在非正规就业领域甚至出现女工怀孕后就被迫停工甚至辞职回家的现象，还有托儿所和

---

① 马冬玲、李亚妮：《女职工劳动保护与性别平等——"〈女职工劳动保护条例〉（修订草案）讨论会"综述》，《妇女研究论丛》2009 年第 1 期。

幼儿园完全市场化，女工卫生室、哺乳室不见踪影，更谈不上妥善解决女职工在生理卫生、哺乳、照料婴幼儿方面的困难。关于产前检查，《女职工劳动保护规定》第七条规定："怀孕的女职工，在劳动时间内进行产前检查，应当算作劳动时间"，但没有规定次数，也没有具体规定"可作休假"的检查次数，"可以报销"的检查次数等。[①] 这些规定大多只是指导性的要求和行政方针，可操作性不强，也为企业和雇主执行政策留下了漏洞和空子。现有的条款中具体的措施和法律责任部分规定得还不够详细，应加以强化。

政策执行层面遇到的最根本的问题是，女工劳动保护费用该由谁来承担？筹资机制如何运作？对于没有参加生育保险的企业、用人单位，如何支付女职工产假工资？关于女职工每 1~2 年做妇科疾病检查的问题，这些费用由谁来承担？按照我国计划经济时代的传统做法，女工劳动保护费用主要由企业承担（实际是政府承担），市场经济改革后，政府无形中从公共服务中撤退出来，提供职业安全保护和卫生的责任转到了企业，雇佣女工要承担"额外"劳动力成本，根据 2001 年对北京市的调查，女工劳动保护费用大大高于生育保险费用，是生育保险费用的 2.56 倍，在国有企业甚至高达 9.64 倍。[②] 当企业自负盈亏时，自然会排斥女性，女性就业也就更加困难，如同当年的生育保险费用问题。这在一定程度上造成用人单位排斥女性，导致了女性在劳动力市场上遭到歧视。生育保险已经开始从"企业生育保险"转向"社会生育保

---

① 潘锦棠：《北京市女职工劳动保护状况调查分析》，《中国社会保障》2006 年第 3 期。

② 当然，女工劳动保护费用中的大项"托儿所、幼儿园（折旧）"不能完全算在女工头上，而应该属于家庭福利，只是该项费用按国家规定与女工人数挂钩。但即使不算"托儿所、幼儿园（折旧）"费（设想今后企业不再承办托儿所和幼儿园），"女工劳动保护费用"也相当于同期生育保险费用的 0.91 倍。参见潘锦棠《北京市女职工劳动保护状况调查分析》，《中国社会保障》2006 年第 3 期。

险"，即生育保险实行社会统筹，在一定程度上实现了生育保险费用在企业间平等分担，多少解决了女性公平就业的问题。那么，女工劳动保护费用是否应该仿效生育保险费？女工劳动保护费用是否应通过社会统筹或计入生育保险来进行筹资（潘锦棠，2006）？是否应由政府承担出资责任，实现女职工妇科疾病及乳腺检查的全民化？[1]

从女职工劳动保护政策的历史分析来看，"保护女性"、"善待女性"等观念是最初制定女职工劳动保护政策的出发点和主流思想。因为这种观点的出发点不是两性的公平和平等，而是一种权宜性的行为，体现了随机性和不确定性，它既可以体现对女性的关怀，也可能带着某种居高临下的恩赐意味，因而不具有完整的平等性。[2] 这些政策，包括生育保障政策和女工劳动保护政策，从表面上看，都是在保护女性，保证女性不因生理的特殊性而受到不一样的对待，促进女性的健康，从而对女性更公平、合理，但是，这些政策的实施效果和最终导致的结果，实际上变相地剥夺了女性平等就业的权利。对市场经济下的企业来说，趋利性是不可能改变的，如果雇佣女性员工会增加企业的用工成本的话，雇主会选择在合法的范围内尽可能地规避该成本，寻找合理的理由不录用女性职工。对于家庭来说，如果女性因为工作所带来的收入要低于因为生育过程而带来的支出，在这种情况下，家庭也会选择让女性放弃工作。[3] 就业收入对个体的社会、经济地位以及医疗可及性影响很大，从而间接地对女性健康造成不利影响。所以，仅以保护女性为出发点制定的女工劳动保护政策，与生育保障政策一样，不能切实地保证女性不会因为其女性的生理特殊性而在

---

① 马冬玲、李亚妮：《女职工劳动保护与性别平等——"〈女职工劳动保护条例〉（修订草案）讨论会"综述》，《妇女研究论丛》2009 年第 1 期。

② 田芳芳：《社会性别视角下的生育保险政策反思》，《法制与社会》2006 年第 6 期。

③ 谭宁、刘筱红：《生育保险政策中的社会性别意识与女性平等就业权》，《湖北经济学院学报》2009 年第 1 期。

职业领域受到不公平的对待，从长远来看，对女性健康的促进也无益处。

二 计划生育政策和生殖健康政策方面

广州市妇女的生殖健康服务主要是依托计划生育部门的工作开展的。以《中华人民共和国人口与计划生育法》（2002）和《广东省人口与计划生育条例》（2008 年第四次修订）和《广州市人口与计划生育管理办法》（2008 年修订）为管理依据，政策规定各级人民政府应当向辖区内的公民提供计划生育优质服务，提高公民的生殖健康水平。公民享有计划生育技术服务和避孕节育措施知情选择的权利。计划生育技术服务机构和从事计划生育技术服务的医疗、保健机构应当向已婚育龄妇女提供孕情检查和妇女生殖保健技术服务。《广东省镇（乡）人口和计划生育管理服务规范》（2009）指出，提供的优质计划生育技术服务包括：（1）为辖区已婚育龄妇女提供免费的查环查孕、避孕药具、放取宫内节育器、人工流产、男女结扎等计划生育技术服务；（2）建立健全已婚育龄妇女定期孕情检查制度；（3）在县级服务站的指导或医疗保健机构的协助下，每两年至少应为辖区内已婚育龄妇女进行一次妇女生殖健康普查；建立育龄妇女生殖健康档案。

从本研究的访谈结果来看，政府组织的育龄妇女的妇检工作成为城镇非正规就业女性生殖健康检查的主要途径之一，但是妇检过于侧重计生措施检查令女性的卫生保健需要满足不尽理想。非正规就业女性有生育保健和妇科检查的需要，对街道代表政府组织的育龄妇女的妇检工作抱有期待，所以对生育保健和妇科检查被简化和强化成节育检查的情形很反感或不接受。在一些非公企业甚至公有制单位，作为职工福利的妇科病检查已被取消，致使现在数量急剧增多的非正规就业妇女享受到的免费妇科保健服务更加有限。

生育保健包含很多要素，从各自的角度来看都是重要的，但生育调节在中国计划生育的背景下则成为生育保健服务的核心。造成这样的现状，一方面，主要在于一些社区医疗机构并未认真执行国家的健康卫生政策，认识上存在偏差；另一方面，我国现有的生育健康政策存在诸多的价值冲突，比如妇女保健服务与计划生育的超生罚款收益矛盾；现有的生殖健康服务机构职能与有偿服务收益的矛盾等，造成服务缺失。

　　从政策层面来看，计划生育政策使妇女的计划生育和生殖健康具体权益保护有了很大改善，但还不够充分，政策制定和执行并未以育龄妇女的生殖健康需要和满意为出发点和落脚点。政策缺失的根源在于"主人"和"对象"之间的矛盾："妇女是计划生育的主人，她拥有生育的自主权（事实上，这在中国历史中从未实现过）；妇女又是计划生育的对象，通过育龄妇女的避孕，实现生育率下降。这样，妇女又具有实行计划生育的义务。本来权利和义务就有冲突，由于下列原因，加重了这种冲突。中国是一个东方古国，习惯于东方的思维逻辑，常常强调国家和整体的需要。国家的、政府的、上级的权力至重至上，习惯于要求个人服从整体。这样的思维逻辑被用于人口与生育领域，二十年来的计划生育，主要是强调人口形势的压力，个人的生育行为需要服从国家的需要，需要帮助国家缓解人口压力。而较少考虑每一个行为个体的生育权利和需要。"[①] 更深刻地说，计划生育制度的出台使女性的子宫由原本文化中被父权控制的情形，恶化成由男性、专业医疗及国家联合控制，导致妇女生殖健康权力缺失持续恶化，这些都妨碍了妇女的健康进程。

　　虽然近年来卫生保健和计划生育部门也在生殖健康的实践中不断调整健康服务的取向，但是，从本研究的访谈情况看，仍然存在性别盲点。生殖健康包括男女两方面，但在现有的计划生育

---

　　① 朱楚珠、李树茁：《计划生育对中国妇女的双面影响研究》，《人口与经济》1997 年第 4 期。

政策中，男性的生殖健康权益是被忽视的。比如，深化男性的节育和避孕角色，使育龄妇女承担了大部分计划生育责任。[1] 生育负担不公平地过多加在妇女身上，但是为妇女提供的服务远远不够，相应的权利没有得到应有的重视和保护。在现实生活中，妇女在生育和人口控制方面的贡献，有时是以牺牲自己的健康为代价的，比如，为避孕和节育而手术或长期服药和使用器械，给妇女带来了副作用和风险，使妇女在健康方面受到负面影响。而社会和男性常常将女性采取避孕方法后的副作用视为正常现象，因而对女性的关心和理解较少；很多女性即使发生了副作用，寻求治疗，很难得到认为避孕节育措施副作用为正常现象的男性的支持和理解，致使女性生殖健康的医疗和保健不理想。生育、计划生育是男女双方的事，同样生殖健康男女双方也是相互影响的，因此没有男性的参与，没有充分考虑男性生殖健康的种种需要，强化男性的责任和义务，就不可能真正实现整个人群的生殖健康。

此外，在计划生育背景下的生殖健康政策中，未婚妇女、更年期妇女的生殖健康权益也是受到忽视的。在受访的未婚女性中，无一人享受到生殖健康宣传教育与服务。这类人群的生殖健康需要因其在各项基本生殖健康服务获得权方面缺失而被忽视。

从社会性别的视角来分析，不同年龄、不同性别的服务对象在生殖健康领域的需要存在差异性，现有的计划生育和生殖健康政策与服务对这些需要的关注和满足还有很大的提升空间。计划生育政策和生殖健康政策应努力促进男性参与生殖健康，逐步发展面向未婚妇女、更年期妇女及男性的生殖健康技术与服务。增进男女两性在生殖健康方面的沟通和对共同责任的理解，使男子和妇女在公共领域和私人生活领域成为平等的伙伴，共同促进人

---

① 从1999年我国育龄夫妇避孕节育方法的构成来看，妇女采取各种节育措施的占85%，而男性只占15%。参见国家计划生育委员会《人口与计划生育常用数据手册》，1999，第61页。

口、经济和社会的可持续发展。①

第三节　公共卫生政策的回应——
以社区卫生政策为主

一　社区卫生服务情况

社区卫生组织的发展是中国卫生医疗体制改革的重要内容，社区卫生服务是深化城市医疗卫生体制改革的突破口。2006 年初国务院出台了《关于发展城市社区卫生组织的指导意见》，为社区卫生发展指明了方向。广州市政府也于 2008 年制定出台了《广州市发展城市社区卫生服务的实施意见》和配套政策，建立政府对社区公共卫生和基本医疗的补偿机制和大型医院对口帮扶社区卫生服务机构制度。但是，从本研究的访谈情况来看，以社区卫生服务为主的公共卫生政策的微观执行和公共卫生服务提供方面还存在不少问题。

中国社区卫生服务的定位是坚持公益性质，完善社区卫生服务功能，以社区为基础，以社区居民的卫生需要为导向，开展健康教育、预防、保健、康复、计划生育技术服务和一般常见病、多发病的诊疗服务。但是，实际上这些服务并没有全部实现。从访谈结果中可以看到，社区卫生服务对受访者的疾病预防、保健、康复以及健康的环境等需要的满足很不理想。这主要有两方面的原因：从服务提供者角度来说，由于市场化和私有化进入公共卫生服务领域，在一个需要核算成本的机构当中，在经济利益导向下，绝大多数的社区卫生服务中心是以医疗服务为主的，致使公益性质的卫生服务和预防保健工作受到影响和削弱。从服务的需求方角度来看，由于社区医院的硬件、软件等设施不完善，导致病人对社区医院不信任；加之社区卫生机构与大医院的服务雷同，

---

① 萧扬：《社会性别视角下的妇女生殖健康》，《浙江学刊》2001 年第 5 期。

很多项目是替代性的，不是互补性的，因而很难得到患者的认同和选择（王虎峰，2009）。

二 公共卫生政策与女性照顾者健康促进

在我们的访谈中，有一个普遍存在而且很现实的需要被城镇非正规就业女性多次提及，就是健康照顾方面的需要，特别是家中有失能者需要照顾的城镇非正规就业女性表示，作为照顾者，她们承受着家庭健康照顾和保健康复所面临的压力及困境，非常需要社会及政府给予协助和支持，但目前以社区卫生服务为主的公共卫生制度并不能满足这个实际的需要。社区卫生服务的提供者主要是按街道设立的社区卫生服务中心及其派出到各个社区的社区卫生服务站，在服务方式上，其与医院服务的最大区别就在于社区医生可以为那些行动不便或有特殊需要的患者提供上门服务。比如，医生可以上门进行必要的疾病诊治、访视、调查和统计，护士可以上门为病人输液、检查、提供健康指导，从而建立家庭病床（即院外服务），但现实是大部分服务还是患者到社区卫生服务中心进行（即院内服务），院外服务基本没有提供。

家庭中的健康照顾和康复保健者是所有女性均承担的社会角色，但这一角色在非正规就业女性身上更多地变成一种负担和重压。在中国，改革开放以前，国家在实行妇女普遍就业政策的同时，也通过"单位"制度为就业妇女提供完备的托儿等方面的服务。虽然中国很少使用社会政策这个概念，但实际上当时确实具有一套相对完备的社会政策体系，比如，与妇女就业相关的社会政策主要包括各种家庭津贴、产假期限和产假待遇、儿童和老人照料休假、公共的托儿服务设施和老人照顾设施及服务等（陈卫民，1999）。国家通过单位来提供这些社会政策和服务，也就是我们常说的"企业办社会"，使妇女的角色冲突得到有效的缓解，这是与当时妇女采取与男性无差异的就业模式的状况相适应的。改革转型后，传统体制下城市女性充分就业的社会政策环境正在瓦解，而新的与市场机制配套的制度尚未建立，从而引发了转轨时期我国城镇女性就业的弱势状况，以及由就业弱势带来的一系列社会问题，如两性收入差距扩大、女性贫困化、女性就业边缘化等正由点及面地迅速蔓延（陈全明、袁妙彧，2008）。其中，以性别为基础的照顾分工是影响妇女就业的重要因素。传统社会性别准则认为妇女的首要职责是照料家庭和承担家务，其次才是从事有偿劳动，这使女性的整体劳动参与不稳定（例如，因生孩子而中断工作），工作投入似乎比男性差（例如，为了照顾孩子和老人，工作时精神常常不好，又不愿意加班、出差）等主流性别刻板印象。在现实社会里，影响人们对他人职业行动效率预期的因素是多样的：申请进入者的人力资本含量、婚姻家庭状况对工作的可能影响、承担繁重或有危险工作的生理和社会条件等，而对这些因素加以考虑时，由长期文化积淀形成的对性别的刻板印象又会有意识无意识地进入人们的评价系统（蔡禾、吴小平，2002）。因此，在这种预期中处于不利地位的女性，会比其他就业竞争者更容易被拒绝在职业大门之外。再加上二元劳动力市场之间的低流动性，使她们不得不进入并且长期停留在次级劳动力市场。①随着计划经济时代低水平的"集体保护伞"的消失，名义上的家庭、社区居家养老和健康照顾的责任更多地落在妇女肩上，健康照顾和康复保健工作基本上是女性的工作。以家庭为基础的社会政策不仅没有打破性别分工模式，而且加剧了传统性别分工，它使照顾工作女性化、隐形化，得不到社会承认。其结果是低估了妇女劳动的价值，同时又使政府忽视对妇女作为公民的需要加以满足和支持（佟新，2008）。

另一方面，经济制度的改革对健康政策，特别是公共卫生政策造成的影响也在妇女健康方面得以体现。政府围绕"经济发展"制定的公共卫生政策和进行的机制改革，虽然从未公开贬低公共卫生

---

① 虽然非正规就业者中也有部分自雇就业者，一旦规模扩大，可能会逐渐走向正规化，但总体比例非常小。

的重要性，但其财政资源的分配清楚地告诉人们，公共卫生不是其优先关注领域（王绍光，2003）。自 20 世纪 90 年代以来，中国经济GDP 平均每年增长 8%～9%，但中国对公共卫生设施和资源的投入却没有同步增长，特别是与妇女健康密切相关的农村妇幼保健院（所/站）和疾病预防控制中心（站）的数量却在下降（见表 6－1）。①

表 6－1　20 世纪 90 年代以来有关妇女健康的卫生指标

指标	1990 年	1995 年	2000 年	2002 年
全国医院/卫生院（个）	62126	67460	65944	63858
妇幼保健院（所/站）（个）	3148	3179	5982	3067
疾病预防控制中心(站)（个）	3618	3629	3741	3580
每千人拥有医生（人）	1.5	1.6	1.7	1.5
每千人拥有床位（张）	2.3	2.3	2.4	2.3
医院病床使用率（%）	80.9	66.9	60.8	57.4

资料来源：整理自刘伯红《全球化与中国妇女健康》，《云南民族大学学报（哲学社会科学版）》2005 年第 4 期。

事实上，往往是弱势人群，特别是女性承担了政府社会性投资缩减的不良后果（Whiteford, L., 1993），而公共服务的减少意味着家庭要成为最后一道保障线，特别是那些因为经济收入低下无法承受市场化照顾服务的家庭，妇女要为此负担更多的社会责任，主要是承担无偿健康照顾和康复保健工作。在社会安全阀削弱或不复存在之处，非正规保健的负担几乎完全落到了妇女身上，她们成了事实上的安全阀（刘伯红，2005；胡玉坤，2008）。妇女作为第一线及最基层的家人健康照顾者而被利用，甚至形成剥削，不间断的照顾工作逐渐侵蚀着妇女的能力、身体以及削弱其作为持续照顾者的角色与意愿。事实上，长期的压力与情绪困扰，使

① 刘伯红：《全球化与中国妇女健康》，《云南民族大学学报（哲学社会科学版）》2005 年第 4 期。

得不少照顾者成为下一个需照顾的病人（Kuhn，1998）。照顾被视为爱心工作或家务，是无偿的，其健康权利受到忽略，长此以往，最终会形成对妇女极端不利，也不公平合理的健康环境。

在这样的背景下，政府的健康政策，不仅会对妇女的健康造成影响，而且会对妇女就业特别是妇女的非正规就业产生重要的影响。对非正规就业女性个人来说，其拥有的家庭和社会支持是决定其是否能够被纳入主流就业市场的关键。如果社会提供好的照顾机构，对妇女的就业有很大的帮助，妇女在劳动力市场上就会有很好的就业机会（Van der Lippe，Tanja & Liset Van Dijk，2001）。女性经常因婚姻所带来的家庭责任（例如，生儿育女和照顾老人），需要兼顾工作与家庭的双重角色，使得她们不能全心累积工作经验（Glass & Camarigg，1992），甚至为了照顾家庭的失能者而中断工作，影响她们的工作年资、职业连续性及工作专业性，进一步对她们的就业机会和职业取得带来不利影响，甚至受到雇主不公平的对待。本研究的个案 W5 和个案 W6 都因沉重的照顾重担选择了离职，前者因为女儿的健康原因，为了"帮助女儿更好地康复和疾病治疗"，后者生育后为了"照顾小孩和老人方便"，二人后以非正规就业形式就业。这些城镇就业女性在从正规就业市场流动到非正规就业市场的过程中，生育和健康照顾等家庭需要因素产生了重要的影响，促使她们作出新的就业选择，往往表现为阶段性就业。而这种工作选择导致的工作经历的不稳定性本身又是她们无法进入主要劳动力市场的原因之一（伊兰伯格·史密斯，1999）。即便是中断后能够返回原岗位，由于职业生涯缩短，工资和职级提升慢，退休金等各种福利津贴都比男性低，职业层次一般也比男性低。因而，阶段就业妇女在就业和职级晋升中受到的是双重歧视（李秋芳，2001）。一直以来，女性被定位于"家庭"的私领域，被看做"天然"的照顾者，社会也一再将"家庭照顾"和"女性照顾"画上等号。在私领域进行照顾工作的女性是无酬的，没有享有社会权利保障，很难在公领域与男性较量，被局限在低阶的工作中，加之劳动力市场转型，女性成为薪资低廉又好用的产业后备军，导致非正规就业女性化的趋势，并加深社会性别不公平。

为此，我国当前的社会政策，特别是健康政策需要增加一些保护和支持女性人力资本的部分，将健康照顾和康复保健的责任定位于社会，而不是个人和家庭。一方面实施积极的家庭政策和社会服务，将社会资源用于家庭照顾，由国家提供承担老幼照顾的责任；另一方面在健康政策系统中，特别是社区卫生政策和服务中强化健康照顾服务的资源，对失能人士提供充分健康照护和康复保健服务。虽然提供公共服务会增加政府的财政负担，也可能会对其他形式的照顾供给有挤出效应，但这些政策对促进社会性别平等有许多好处。该政策有助于提高照顾劳动者的社会地位，为照顾劳动者提供比私营机构更高的工资和更好的工作条件，降低妇女参与劳动力市场的成本，提高高质量健康照顾服务对低收入的家庭的可及性（Razavi，2007）[①]，从而化解女性工作角色与家庭角色的冲突，将因为健康照顾而被困在家庭中的就业女性解放出来，增强其适应经济和社会变化的能力。这对就业女性，特别是因为经济收入低下而无法负担市场化照顾服务的非正规就业女性的身心健康和就业发展意义重大，影响深远。

小　结

从现行的健康政策对非正规就业女性健康需要的回应可见，现行健康政策的制定和实施，无论是在医疗保障政策、公共卫生政策方面，还是女性特殊健康政策方面，都没有从社会性别的视角出发，国家通过健康政策促进两性健康和性别平等的作用没得到充分体现。既有的健康政策从表面上看是中立和平等的，但是

---

① 董晓媛：《照顾提供、性别平等与公共政策——女性主义经济学的视角》，《人口与发展》2009 年第 6 期。

实际上，对男性和女性造成的影响是不同的。在社会转型的背景下，我国非正规就业女性兼具"非正规就业"与"女性"双重劣势的处境，面临更多、更大的健康风险，基本健康需要尚未得到制度安排和满足。

第一，现行医疗保障制度对易陷入经济不安全或收入不确定困境中的城镇非正规就业女性的照顾和支持不够。现行医疗保障制度忽略了男性和女性在就业机遇和工资收入等方面的差别，忽略了男性和女性生理特点和身体状况的差异，导致了中性的、不考虑性别的医疗保障制度带给女性和男性实际可以享有的健康利益的不平等。

第二，既有的女性特殊健康政策主要关注女性的生育角色和特殊生理，一方面，将其视为生育的载体，没有充分考虑男性的责任和义务，生育负担不公平地过多加在妇女身上，但是为妇女提供的服务远远不够；另一方面，对女性的生理特殊性过度强调和保护，在社会转型后将原来由国家承担的保护责任全部转嫁到企业身上，在一定程度上导致了女性在劳动力市场上遭到歧视，女性相应的就业权利及其他社会角色的健康需要没有受到应有的重视和保护。

第三，现有的公共卫生政策，主要是社区卫生政策，在政府对公共卫生和社会家庭政策方面社会性投资缩减的背景下，对社区居民的保健、康复和健康照顾等需要的满足很不理想，特别是那些因为经济收入低下无法承担市场化照顾服务的家庭，致使承担传统照顾责任的妇女为此负担更多的社会责任，给非正规就业女性的身心健康和就业发展带来不利的影响。

健康政策所涉及的社会经济利益构成中的方方面面都包含着社会性别的差异性，性别规范制度体系镶嵌在政治、经济、文化等各种正式制度与非正式制度中，这些制度又按照社会性别制度相互连接和发生关系（李红，2008）。健康政策也是这一社会框架下的产物并受其制约。通过社会性别视角对健康政策在非正规就业女性健康需要回应方面的社会机制进行分析，我们可以发现缺乏社会性别意识的健康政策在社会转型背景下对非正规就业女性的健康需要回应不足，性别中立的健康政策，带来的后果实际上是与政策初衷相违背的，既无法很好地回应非正规就业女性的健康需要，甚至现有的健康政策作为社会政策对市场和家庭生活的干预机制，非但没有得到修正，反而维持和强化了不平等的性别结构。社会福利制度在家庭领域和劳动力市场对女性社会性别角色的塑造和强化，表现在健康政策上就是，对女性的家庭无偿健康照顾者角色的忽视，以及将生育和劳动保护归属于劳动就业保障而非社会保障等，这些在相当程度上复制和强化了性别差异。

从社会性别的角度来审视健康政策对城镇非正规就业女性健康需要的满足和回应，归根结底是政治化的过程而不只是技术问题。只有消除两性之间的各种不平等，方有可能打破健康和就业不公正的恶性循环。这是非正规就业女性健康需要满足的健康政策议题的实质，也是健康政策制定和方案设计过程中不容忽视的重要因素。

第七章
讨论总结与政策建议

第一节　结论与讨论

一　研究发现

在市场导向的就业结构调整与社会福利政策重构的双重变奏中，作为社会转型背景下出现的新城镇劣势女性群体，城镇非正规就业女性的健康问题在某种程度上扩大了社会不公平和性别不平等的趋势。本研究立足健康需要，把城镇劣势女性健康问题放在社会转型的时代图景中予以考察，在对既有健康政策进行分析和梳理的基础上，实证研究社会转型中城镇非正规就业女性的健康需要与健康政策之间的关系，以及这些关系是如何影响非正规就业女性的社会现实利益的。

（一）市场经济时期社会化主导的健康政策模式已经建立，女性健康促进和健康政策的重视程度和统筹能力尚需进一步加强

我国健康政策的发展演变历程是与中国经济制度改革和社会福利模式调整相关联的，从计划经济时期以政府主导的健康政策模式转变为市场经济时期社会化主导的健康政策模式。政策范式转变的实质是个人与国家关系的调整，社会福利的主要提供者从

国家和单位转向了个人和家庭；是应对健康风险责任在社会中的重新划分，国家在医疗卫生服务领域承担的社会责任在逐渐弱化；也是社会权力分配和社会资源配置模式的转变，福利提供机制从政府主导转向了市场主导，减少了公共卫生福利和服务的提供，政策目标从关注社会公平转向了关心经济效益，强调社会福利和服务的商品化和市场化。这些变化的后果是，市场经济时期社会化主导的健康政策模式虽然已经建立，但健康政策的制定具有明显的应急性特征，面临多重挑战。目前，我国健康政策仍处在改革和重构时期，特别是在全球妇女健康政策兴起的背景下，作为健康政策框架的组成部分，已初露端倪的中国女性健康政策与服务体系需要政府进一步重视和加强统筹。

（二）广州非正规就业女性的健康需要内涵丰富，但满足情况处于较低水平，主要由个人和家庭承担。政府在非正规就业女性健康需要满足方面未发挥应有的作用

本研究对社会转型背景下，广州非正规就业女性的健康需要进行了考察，通过受访非正规就业女性的主观界定来描述她们的健康需要及其满足状况，发现广州非正规就业群体的健康需要与需要满足方面存在性别差异：

（1）广州非正规就业女性健康需要的内容比男性多；受访广州城镇非正规就业女性的"健康需要"由疾病医疗需要、疾病预防和健康保健需要、健康的环境需要以及健康康复和健康照顾需要四个方面构成。疾病医疗需要包括提高医疗可及性和对妇女友善的就医环境的需要；疾病预防和健康保健需要包括疾病预防和健康保健知识的需要、妇女保健需要以及健康检查的需要；健康的环境需要包括拥有健康、可持续的生活环境的需要和拥有安全、健康的工作环境的需要；健康康复和健康照顾需要包括作为照顾者和作为被照顾者的需要两方面。其中，对妇女友善的就医环境的需要、妇女保健需要和工作环境中重视对女工的特殊保护需要以及作为被照顾者所提出的康复和健康照顾的需要是非正规就业

女性受访者不同于男性受访者的需要。

（2）广州非正规就业女性健康需要的满足情况不甚理想，处于较低水平，健康需要的满足主要由个人和家庭承担。由于在次级劳动力市场就业，就业收入和就业市场所提供的福利保障微薄，因此，就业在她们健康需要满足方面的作用并不大；国家通过基本医疗保险、生育保险等社会化保险制度为主的健康政策来对非正规就业者的健康需要满足进行支持，但与其在回应民众健康需要方面要承担的主要责任来看，国家在城镇非正规就业者，特别是非正规就业女性健康需要回应方面没有发挥应有的作用。然而，城镇非正规就业女性的健康需要无法只通过家庭和非正规就业途径来满足，迫切需要国家通过健康政策来支持和回应。

（三）缺乏社会性别意识的健康政策对城镇非正规就业女性的健康需要回应不足，并通过家庭领域和劳动力市场的影响，维持和强化了不平等的性别结构，损害女性利益

现行健康政策的制定和实施，无论是在医疗保障政策、公共卫生政策方面，还是女性特殊健康政策方面，都没有从社会性别的视角出发，表面上中立和平等的健康政策对男性和女性造成的影响是不同的，国家通过健康政策促进两性健康和性别平等的作用没得到充分体现。现行的健康政策既没有很好地回应城镇非正规就业女性的健康需要，也无法保护女性平等就业权。国家在城镇非正规就业女性健康需要回应方面没有发挥应有的作用。

从社会性别的角度来审视健康政策对城镇非正规就业女性健康需要的满足和回应，归根结底是政治化的过程而不只是技术问题。城镇非正规就业女性的健康问题，一方面与整个社会的健康问题不可分割，是在社会转型就业结构调整与健康政策重构的背景下发生的，在这一点上与男性一样具有健康问题的一般性；另一方面与男性相比，女性非正规就业后的生活风险和社会福利受损程度更大，因此，又具有一定的特殊性。要理解这种特殊性，需要从社会性别视角对城镇非正规就业女性健康问题进行深入的分析。女性的经济地位和发展前景及两性平等与女性的就业状况密切相关，但因劳动力市场中的女性面临工作和生育及照顾家庭的双重负担，这必然有损于女性在劳动力市场的竞争力，那么，社会政策的设计是否有利于缓释这种负担，是否有利于补偿妇女源于家庭的非市场性劳动便构成了社会政策中的女性利益（李春玲，2005）。

本研究发现，虽然现有健康政策并非刻意地将女性置于劳动力市场的不利处境，但政策却间接地对社会生活中男女社会性别角色进行塑造，强化女性的从属地位，对男女间不平等的生产和再生产起促进作用，导致了在社会资源分配格局中存在着"男胜女汰"的地位排斥的一种结构性模式。这一模式的生成，一方面，既有市场转型过程中"经济理性"及市场机制的强化作用，也有中国传统社会"男尊女卑"的社会文化痼疾的潜在影响；另一方面，由于目前的健康政策对女性的家庭无偿健康照顾者角色的忽视，以及将生育保健和劳动保护归属于劳动就业保障而非社会保障等，在相当程度上复制和强化了性别差异，导致家庭领域和劳动力市场中女性社会性别角色的塑造和强化。

非正规就业女性在健康需要方面，特别是在那些与女性生育角色和家庭照顾者角色密切相关的女性保健需要、女工劳动保护需要和康复及健康照顾需要方面的体验非常深刻。在计划经济时期，这些需要的满足由国家通过全民就业格局下的"企业办社会"形式来进行回应和保障；在社会转型背景下的市场经济时期，一方面既有的健康政策中缺失性别视角及性别意识，另一方面政策取向表明这些需要的满足绝大部分成为企业的责任，由企业来负责。由于企业需要承担回应女性健康需要的责任，与男性相比，雇用女性的成本增加，因此，劳动力市场上出现"男胜女汰"的性别取向，导致女性就业竞争力下降，同时也限制了女性就业的自由选择权利。女性更多地进入非正规劳动力市场就业，就业收入及福利差，经济社会地位低。在家庭生活中女性需要承担更多的家庭工作（抚育、健康照顾等）以维持家庭男性作为核心劳动力的供给，女性成为家庭经济的依赖者，在家庭中处于从属地位，使女性的生育角色和照顾角色进一步被强化。家庭中两性劳动分工不平等又限制了许多妇女的就业市场策略，并因此限制了她们在现实中能够竞争的工作种类和层次。上述过程在社会生活中循环重复（见图7-1）。更进一步说，现有的健康政策作为社会政策对市场和家庭生活的干预机制，非但没有得到修正，反而维持和强化了不平等的性别结构。只有消除两性之间的各种不平等，方有可能打破健康和就业不公正的恶性循环。这是非正规就业女性健康需要满足的健康政策议题的实质，也是健康政策制定和方案设计过程中不容忽视的重要因素。

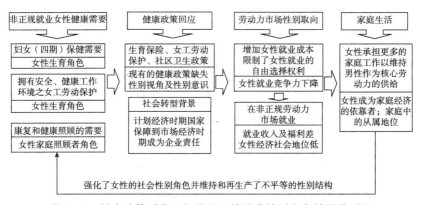

图7-1　健康政策对非正规就业女性社会性别角色的强化过程

二　相关讨论

本研究将妇女置于分析的中心，认可健康需要是公民的一项基本社会权利，视健康政策为与其他社会福利政策相互依存的一种基本社会政策。对城镇非正规就业女性群体的健康需要及其满足进行了社会性别视角的分析，并考察了与之相关的健康政策的回应效果。社会性别视角对女性健康需要及其满足情况的观察让我们得以进一步加深在社会转型背景下对城镇非正规就业女性群体健康需要方面的理解，这一视角尤其检验了在妇女的健康需要及其满足情况中，宏观的社会压力是如何与微观的生活互动结合在一起的，以及国家是如何通过健康政策对就业市场（公领域）和家庭生活（私领域）的干预维持和强化了不平等的性别结构的。

国家、市场和家庭都扮演了健康需要的回应角色，三者之间的交互作用共同塑造了与非正规就业女性的健康需要及其满足状况紧密关联的女性角色。

城镇非正规就业妇女的健康需要涉及就业、恋爱、婚姻、养育下一代、养老等为完成生命周期中每一阶段的生命任务所必需的要素，包括健康保健和疾病医疗的需要，安全、健康的生活和工作环境的需要，妇女生育和保健的需要，健康康复和健康照顾的需要等。这些健康需要的满足是女性群体正常发挥社会功能，促使女性发展的前提，哪一个阶段的健康需要不能满足都有可能使女性成长遭受挫折，产生问题。此外，在社会转型的背景下，非正规就业女性所遇到的新境遇和新问题也带来一些特殊的健康需要，比如享有生育保健服务不因就业领域和职业差异而有所不同，因家庭结构变迁，老年妇女需要获得有品质的健康照顾和长期照护体系等。这些健康需要及其满足均根植于妇女的传统角色之中，和社会转型与发展过程中家庭、市场和国家对女性角色的期待和塑造有关。

在结构功能主义看来，核心家庭中男人的工具性角色和女人的表意性角色分工是天然的，在家庭中妇女的传统角色是，母亲负责儿童养育，妻子和女儿是家庭中老年和患病成员的主要照顾者（Hyde，2000）。但伴随着社会经济变迁、家庭结构转变，这些家庭劳务的分工限制了女性的劳动市场策略，大多数进入劳动力市场的女性，她们在家庭生活和社会生活中处于母亲、妻子与挣工资者、劳动者双重矛盾角色以及家庭照顾责任与有竞争力的生产者责任冲突之间的两难境地，进退维谷[1]，这些情况往往限制了

---

① 彭华民等：《西方社会福利理论前沿——论国家、社会、体制与政策》，中国社会出版社，2009，第 159 页。

她们获得现实社会资源，从而在社会结构中占据与男性平等的位置。一些家庭会在夫妻双方工作压力过大或女性的双重角色难以平衡时，特别是在家庭育儿阶段的初期，采取让妻子调换工作岗位、减少工时甚至辞职等应对策略，这是传统家庭分工与传统生育角色模式在家庭中保留的具体表现。我们的研究发现，在社会转型的背景下，中国传统性别角色意识和男外女内的角色分工在城镇非正规就业女性群体中不仅出现复归，而且有强化态势。社会转型导致妇女的生存境况和生活方式发生转变，女性的社会角色也随之发生了变迁，但女性的传统家庭角色从未淡化，家庭中的"内外"分工生活方式被一直延续了下来。尽管家庭不再是女性唯一的活动范围，但其中的责任却是无法推卸的。

对绝大多数非正规就业女性来说，劳动力市场在她们生活中的角色是好坏参半，市场机制在改善她们福利状况（包括健康状况）中的作用是双刃剑性质的。一方面，就业市场为女性参与社会生活和实现经济独立提供机会和途径，有助于实现男女平等；另一方面，市场机制和就业制度又是性别取向的，虽然在法律上女性获得了与男性相同的机会和权利，但实际上她们在职业场所与男性的机会和权利并不相等。非正规就业女性因处于"次级"劳动力市场，应合理合法享有的工作福利获得不足，使她们必须在经济上依赖家庭，也就是依赖男性，这样一来，就造成一种恶性循环，女性在劳动力市场的从属地位加剧了她们在家庭中的从属性，而在家庭中的从属性反过来又加剧了她们在劳动力市场的从属地位[1]，市场与家庭这两个体制通过性别分工这个机制相互促进，共同维护了和强化了家庭"男尊女卑"的家庭结构及其意识形态，同时也建构了外在的社会和权力关系。这不仅无助于改善非正规就业女性在家庭和社会中的状况，而且因非正规就业女性的家庭和社会地位低下，失去了获得其他福利来源支持的可能，

---

[1]　吴小英：《"他者"的经验和价值——西方女性主义社会学的尝试》，《中国社会科学》2002 年第 6 期。

令这一女性群体的健康利益被忽视或者被边缘化。

社会转型前，家庭通过集聚家庭内资源，统筹运用资源的方式来对抗各种风险，计划经济下的国家通过就业给予社会成员福利保障的支持，但社会转型后此模式渐渐不可行，家庭与市场均无法处理这些社会风险。在社会变迁当中，产生新的需要或者遇到困境而使得家庭原来的功能无法达成，国家在健康领域的责任淡化已被证明后患无穷，因此国家必须回应。本论文的研究问题是：在社会转型的背景下，目前的健康政策是否回应和满足了城镇非正规就业女性群体的健康需要？国家在妇女健康需要回应中的角色和在改善妇女健康状况中的作用是本研究关注的核心议题之一。研究认为，从既有的表面中立的健康政策对城镇非正规就业女性健康需要的回应来看，国家不是也不可能是中性和价值无涉的，而是深深隐含着父权主义假设和男女不平等的价值判断的。既有健康政策没有打破反而强化了男女之间人为的劳动分工，加强了男女社会性别角色的建构。国家既没有采取行动来补偿妇女的生育和家庭健康照顾工作，也没有很好地回应妇女因其生理特征而产生的特别健康需要，没有平衡妇女在家庭和就业之间的两难境遇。国家因其在改善妇女健康状况和社会生活方面的不可或缺和巨大的影响力，导致既有的健康政策成为巩固男女社会角色定型和扩大男女性别差异的制度安排与政策模式，加剧了性别差异和不平等。

从社会性别的角度来审视健康政策对城镇非正规就业女性健康需要的满足和回应，发现这归根结底是政治化的过程而不只是技术问题，妇女的需要与她们的利益紧密相关。国家政策制度和性别之间的关系常常被忽视。虽然政策都声称是为"人民"服务的，而这里的"人民"一般并无性别的考量。但事实上，人民是有性别的，不同性别的人的需要、偏好和利益都是不同的。[①] 人们

---

① 沈奕斐：《被建构的女性——当代社会性别理论》，上海人民出版社，2005，第308页。

往往看不到国家通过社会政策对性别产生的影响，也因此忽视了女性在具体的国家政策制度中被歧视和忽视的方式和内容。国家作为一个控制社会资源、实施社会干预以实现自我目标的自治实体的角色，通过社会资源分配的决策和执行方式将个人（男性的个人以及女性的个人）与经济领域和家庭领域发生的变化联结在一起，这一过程所具有的社会性别的本质对女性的需要和利益造成很大的影响。

第二节 政策建议

促进性别平等，力争转型期资源重新分配的公平性和合理性，不仅事关弱势群体平等分享经济发展成果和社会稳定的大局，同时也有助于改善市民的健康状况。如果在健康政策设计过程中能够融入社会性别意识，或者始终重视就业、收入和健康体质等具有性别差异的客观因素，那么，一个社会性别公平的较为完善的健康政策就可以通过对女性健康需要的满足，通过国家将社会资源与提供就业福利的市场联系在一起，从而改变女性在经济和社会地位上的不利状况，缓解健康的性别不平等，更加体现和符合健康政策这类社会政策以人为本、公平正义的价值取向，满足人类需要和增进公众福祉的出发点。以下根据本研究发现，提出几点政策建议。

一 整合既有妇女健康政策，制定完整的国家层妇女健康政策

健康政策作为一项社会政策，国家理应在健康促进和健康公平上负起不可推卸的责任。这既是政府履行社会管理和公共服务职能的一项重要内容，也是中国政府对国际社会做出的庄严承诺。促进和改善女性健康状况是一项系统工程，不仅需要超越健康部门的跨部门行动，还涉及整个社会、经济、文化等方面的因素，

而且需要将短期与长期目标结合起来进行整合性干预。

在实施整合性的女性健康促进政策的过程中，制定完整的女性健康政策尤为重要。目前，许多国家都制定了相应的女性健康政策，来保证女性健康促进的组织实施，而我国目前在这方面仍较欠缺。虽然越来越多的健康政策关注妇女健康的维护，但遗憾的是，与一些国家单列具体完备的妇女健康政策不一样，我国至今没有一个成体系的专门的国家级妇女健康政策，缺乏政策宗旨与远景（vision）。我国自 1988 年出台《女职工劳动保护规定》至今，已陆续颁布实施了《中华人民共和国妇女权益保障法》（1992）、《中华人民共和国母婴保健法》（1994）、《中华人民共和国婚姻法》（2001）、《中华人民共和国人口和计划生育法》（2001）等法律和《中国妇女发展纲要》（1995 - 2000）及（2001 - 2010）等，但这些法律法规基本上都局限于女性健康的某一领域或只是宏观策略，而缺乏一部统领女性健康全局的"女性健康政策"。这一方面使整个女性健康体系缺乏明确的职能定位，另一方面也使女性健康不可能真正成为公共健康体系的工作目标，从而使绝大部分健康政策的制定不可能以女性健康为导向，直接导致了公共卫生的发展滞后于女性健康需要的发展。妇女健康问题需要采取集体主义和制度化方式来解决，因此妇女健康政策领域的相对独立性和专门化程度亟待提高，女性健康政策与健康服务体系应成为现代社会福利制度与社会政策框架的组成部分。

政府是女性健康促进制度建设的主要责任人，在整个促进女性健康的网络中处于核心地位。在我国，行政组织的公信力较其他组织都更具有说服力。因此，行政文化变革是改变传统性别意识盲点的榜样力量。我国政府应根据对妇女健康政策所做出的严肃承诺，制定出一部完整的统领女性健康全局的国家层妇女健康政策，增进跨部门的协调与合作，把性别分析放在健康政策的主轴上，在性别的大架构下论及不同年龄和地区的健康差异，制定改善妇女健康的目标和时限，并制定实施监测和评价的方法。这样的女性健康政策实际是一套全方位的行动架构，即在女性健康的总框架下，以妇女为中心，切合女性的健康需要；以行动为取向，强调女性的参与和充权；以社区为基础，初级照护优先，并且强调男性的责任与参与，通过跨部门整合来谋求妇女健康的发展。

通过制定完整的国家层面妇女健康政策，从制度上保障女性的合法权益，并通过制度建设营造社会文化氛围，确立现代社会的健康性别公平性理念，加快意识觉醒：健康需要是公民的一项基本社会权利。政府有责任创造相等的获得健康的机会，并将不同社会人群健康的差别降到最低水平，致力于促进男女两性在整个生命过程中享有健康的公平性与平等性。

二 建构具有社会性别意识的基本医疗保险制度，强化健康政策的性别敏感度

改善非正规就业者的基本医疗保险制度，无疑也会使女性非正规就业者因之受益，但是在社会性别理论看来，任何政策必须满足全体社会成员的需要而不是部分人的需要，作为不同性别的利益主体具有不同的需要取向和收益函数。在传统的社会政策领域中，分析所关注的主体和客体都是非性别化的，女性和她们的利益被边缘化，体现在基本医疗保险制度上，表现为中性的、不考虑性别的医疗保险政策带给女性和男性实际可以享有的利益的不平等。目前，我国非正规就业女性的健康需要与医保政策代表的中性的非正规就业群体的健康需要之间存在差异，从本研究的访谈情况来看，由于女性的生理特征，导致女性有较多的健康保健需要，但目前医疗保险的缴费基数、自负费用的比例等方面都没有性别差异，受两性就业机遇和收入水平差异以及两性生理特点、慢性疾病患病概率的影响，患病女性的个人负担相对比患病男性更重，特别是低收入的非正规就业女性群体。制度设计中社

会性别观念的缺失，使这些基本医疗保险的规定对于非正规就业女性健康的负面影响较大，导致了两性实际可以享有的利益的不平等。

政策选择必须保证对男女两性都是公正的，以男女各自的性别特征和需要为尺度来制定，因此，本研究建议在基本医疗保险制度改革中纳入社会性别意识，加强性别平等的敏感度。

（1）培育科学社会性别文化，使政策制定者及执行者对于政策有一定的性别敏感。加强对政府有关部门决策者、管理工作者及卫生保健服务提供者的社会性别培训，提高他们的性别意识，使其在政策制定、执行、监测评估及卫生保健服务中能更多关心和反映妇女的健康需要。[①] 把性别的分析纳入政策制定的主流，在政策执行前应进行性别影响分析。

（2）完善健康性别指标，建立健全性别统计和监测评估体系。性别统计是制定、监测、评估政策的性别影响的重要工具。建立和完善健康性别指标，除了传统的死亡率、期待寿命或疾病罹患率之外，需加入社会及心理的健康指标，加强性别统计和性别发展分析，并将其纳入政府健康部门的常规统计之中。成立全国妇女健康通报与监测系统，通过对女性健康发展状况和变化趋势的监测，及时反映两性健康情况，为医疗保险制度的制定和修改提供真实可靠的统计数据和评估资料，合理分配两性健康资源。

（3）在制定医疗保险时，以对女性因历史造成的权益受损的弥补和对女性的保护为现实目的。鉴于女性在健康领域所处的弱势地位，政府应加大对女性卫生保健资源的投入，在卫生资源筹集和分配中要适当向女性健康促进倾斜，以消除传统的社会性别结构来改变社会性别秩序、实现两性和谐均衡发展为长远目标，以确保维护社会成员之间公平发展目标的真正实现。

---

① 姜秀花：《社会性别视野中的健康公平性分析》，《妇女研究论丛》2006 年第 4 期。

三 建立涵盖女工劳保的"全民生育保险",保障所有妇女的权利

人类的生产有两种,第一种是物质生活资料的生产,如食物、住房等,第二种是人类自身的生产,即种的繁衍。两种生产相互联系、缺一不可。妇女由于其生理特征,在与男子共同进行第一种生产的同时还承担着第二种生产的任务。虽然女性所从事的生育和抚育劳动是一种无薪的社会劳动,但它和物质生产具有同等重要的地位。女性为生育和家务劳动的付出是社会总劳动的一部分。在社会保障发展史上具有里程碑意义的《贝弗里奇报告》(1942年)认为:"绝大多数已婚妇女尽管没有报酬,也应视为从事重要工作,因为没有她们的无偿劳动,国家也就难以为继。"[①]也就是说,生育作为社会再生产劳动力的重要途径,不仅仅是私人的事情,更是社会的责任。现有健康政策中"女职工劳动保护"和"生育保险"制度就是对女性承担的生育和家庭责任而对她们进入劳动力市场进行的"保护和补偿"。但现实是,一方面,全社会将生育和照顾劳动的角色压在女性身上,另一方面,在社会转型就业结构调整与健康政策重构的背景下,对女性的这种"保护和补偿"的责任被全部转嫁到企业身上,结果导致女性就业边缘化和就业机会的丧失,特别是在非正规就业领域,或让她们缺少安全保障、或没有生育负担时进入劳动力市场,继而成为家庭经济的依赖者,女性被定位于家庭领域中并处于从属和被统治地位,给女性带来了直接和深刻的负面影响。

在市场经济条件下,一个人能否就业以及得到怎样的工作,与其所能创造的价值相关。一般而言,如果因为雇用女性,企业还得额外为其生育保障和劳动保护支付费用,承担因女性生育及其生殖、生理特点进行保护的损失,那么,经济理性的企业在计算成本时就会觉得雇用女性职工成本更大,因此在利润最大化目

---

① 贝弗里奇:《贝弗里奇报告》,中国劳动社会保障出版社,2004,第51页。

标的驱动下，雇主更偏好雇用男性。特别是在非正规就业领域中，目前的生育保险和女工劳动保护制度不仅影响女性公平就业，而且常出现企业对责任的回避，致使女性就业境遇不良以及健康保障不力。不难看出，目前我国的生育保障和劳动保护政策，在非正规就业领域实际上所带来的后果是与政策初衷相违背的，产生了对女性的社会价值认定与女性的社会贡献相背离的现象。

针对这种状况，社会政策的制定不仅要从私人生活领域和市民社会的角度来考察，更要从公共事务领域去考察。我们应该认识到，再生产不仅是为家庭的利益，更是为公共的利益，这就要求国家负担起完善社会政策，对妇女承担人类自身再生产给予补偿的主要责任，使再生产系统由私人走向公共。

承认生育的社会价值就是要充分考虑女性生理特征及生育对女性在时间和精力上的占用，女性生儿育女为家庭、社会和人类作贡献，受到保护和补偿理所当然，所造成的经济损失也应该由全社会共同承担。随着经济的发展和国际妇女运动的发展，妇女生育正在被确认为社会总劳动的重要组成部分，许多国家通过立法形式，将之纳入国民收入的再分配之中，给予合理的经济补偿。

本研究认为，由于生育和特殊的生理特征保护而影响女性就业竞争力，就需要由社会政策的倾斜支持得以提高。只有实行涵盖女工劳保的"全民生育保险"政策，才能化解女性就业者的特殊健康权益需要与企业追求自身经济利益之间的矛盾与冲突，减轻就业领域对女性的歧视，为女性提供更多的就业岗位，从而让女性可以在"体制内"或"体制外"平等自由择业。政府运用财政手段筹集生育保障费用，可以使正规就业的妇女、在私营、个体等多种所有制从事非全日制和非正规就业的妇女以及离开工作岗位的妇女都能获得涵盖劳动保护的生育保险。从长远来看，正确认识社会分工及责任，出于公正理念的考虑，建立面向全体国民的涵盖女工劳保"全民生育保险"是保障所有妇女健康和就业的权利，真正实现社会性别平等的基本战略之一。

四 制定具有性别意识的社区卫生政策，促进健康照顾社会化

随着我国人口的老龄化，失能人口数量和比重将会有较大程度的增加，有更多的失能者需要长期护理与照顾。女性的平均寿命比较长，因此，高龄老人中需长期照顾者女性比男性多；女性更以家人照顾者的身份，长年且终身无休地承担第一线的健康照顾和保健工作，成为事实上的安全阀。由于女性兼具年龄及性别的双重弱势，一方面老年女性在健康照顾方面的需要，将会成为社会的重要课题；而另一方面，现有的公共卫生政策，主要是社区卫生政策，在政府对公共卫生和社会家庭政策方面社会性投资缩减的背景下，对社区居民的保健、康复和健康照顾等需要的满足很不理想，特别是那些因为经济收入低下无法承担市场化照顾服务的家庭，失能者的照顾和护理由家庭长期提供，致使传统照顾者妇女为此负担更多的社会责任，给女性，特别是非正规就业女性为主的城镇劣势女性的身心健康和就业发展带来不利的影响。因此，社会应肯定女性对促进及维护健康的贡献，在健康政策层面制定具有性别意识的社区卫生政策，促进健康照顾社会化。

发达国家和地区的经验表明，一个国家解决好照顾问题对构筑社会性别关系有非常重要的影响。一个公共政策既能增强男性与女性的能力以拓宽他们的选择，也能强化男主外女主内的传统性别分工模式。[①] 从社会性别视角来看，物质生活资料的生产是有偿劳动，主要由男性从事，而主要由女性承担的家庭照顾是无偿劳动，这样的性别分工是社会构筑的，女性照顾家人的责任是限制她们参与家庭以外的经济、社会和政治活动，导致社会性别不平等的主要原因。我们必须认识到，第一，妇女并非是自然的照顾者，社会政策上应视照顾为两性共同承担的责任。第二，照顾工作

---

① 董晓媛：《照顾提供、性别平等与公共政策——女性主义经济学的视角》，《人口与发展》2009 第 6 期。

的职责并不轻松，其价值要重估，并得到社会认可。第三，照顾工作不应是一种纯个人化的责任，它更应当是一项社会责任。① 提升对健康照顾问题的关注，这不只是个别家庭的私人问题，而是一个公共议题，需要集体响应用以保障全社会的福祉。

从中国的国情来看，政府应将健康照顾的责任归于社会，将健康照顾和康复保健作为公共事务，同时对家庭健康照顾者进行支持，给予必要的回馈和鼓励。

（1）在健康政策系统中，特别是社区卫生政策和服务中强化健康照顾服务的资源，对失能人士提供充分健康照护和康复保健，由国家直接承担一些健康照顾的责任，减轻照顾者的负担。这样的政策既有助于高质量健康照顾服务对低收入的家庭的可及性（Razavi，2007），满足两性，特别是弱势女性在健康照顾方面的需要；又可化解作为传统照顾者女性的工作角色与家庭角色的冲突，使女性摆脱束缚从而走出家庭，为妇女平等地就业提供支持。

（2）重组工作结构，将家庭照顾工作作为社会工作总量中的一个部分，以高度的公共消费取代私人消费。在健康照顾的社会责任下，通过经济援助对妇女因家庭照顾工作造成的损失给予一定程度的补偿，比如，各种家庭津贴、为照顾家庭成员而提供的支持和援助项目、儿童和老人照料休假和待遇等；甚至相关工作可以成为"有酬劳动"，那些在家庭中承担照顾工作的人，无论其家庭身份如何，无论其性别如何，在一定的范围内可以依法领取劳动报酬和未来的养老金，形成良性循环，照顾作为隐性劳动就可以公共领域化（佟新，2008）。

只有由国家承担健康照顾的责任，赋予家庭健康照顾工作更多金钱的补偿和道德上的鼓励，改变现有的社会和经济关系，使生产为再生产服务（Joan Acker，1994），两性不平等的问题才能够真正被正视，劳动力市场中的两性不平等问题才有可能被解决。

---

① 佟新：《我国的老龄化、性别和养老政策》，《华中科技大学学报（社会科学版）》2008 年第 2 期。

五　改革生殖健康和生育政策，强化男性责任

在我国，社会观念普遍认为生育主要是妇女的事，男性缺乏对等义务和责任的意识，男性生育角色即男性（丈夫）在女性（妻子）生育过程中应该享受的权利及应尽的一系列义务和责任被弱化。这样的社会性别观念也在现有的生殖健康和生育政策中得以体现并强化。比如，计划生育政策淡化了男性的节育和避孕角色，使育龄妇女承担了大部分的计划生育责任；目前在生育健康促进中，针对男性的项目及男性的参与性较弱，男性的责任强调不够；多数地区生育保障政策规定女方参保能享受全部待遇，男方参保则享受部分或不享受待遇；即使男职工参保，若其配偶属于非参保人员的，生育时也不能享受任何生育保险待遇等。[①] 这些制度上的缺陷，在保护妇女健康和维护妇女权益方面不得不打折扣。基于社会性别意识的理念，我们需要在生殖健康和生育政策问题上，同时赋予男性和女性同样的价值，协调两性在生育以及相关家庭问题上的权利及义务，强化原本相对薄弱的男性生育角色。[②]

强化男性生育责任首先要转变社会的性别观念。社会文化中对于女性的刻板印象不但会给女性带来不平等待遇，而且也会导致男性的不平等待遇。一方面，"男主外，女主内"的传统性别分工模式使得许多女性在"规范"中失去了自我；另一方面，在这样的性别文化中，男性也不能完全受益，社会期望和规范增加了男性的压力，使得他们必须承担谋求自身事业和家庭生计的压力，因而同样也会限制他们潜力的发挥。[③] 但事实上"生育制度"是男

---

① 若建立"全民生育保险"，妇女可以以"母亲"的身份直接获得生育保险，上述问题就自然消失了，每一个人都拥有分享家庭幸福和享有生育保障的权利。

② 谭宁、刘筱红：《生育保险政策中的社会性别意识与女性平等就业权》，《湖北经济学院学报》2009 年第 1 期。

③ 吴贵明：《中国女性职业生涯发展研究》，中国社会科学出版社，2004，第 293 页。

女结成夫妇，生出孩子来，共同把孩子抚育成人的一整套活动，是典型的"双系抚育"（费孝通，1998）。其实早在古代，中国人就把自己的生日称作母难日，要跪拜母亲。丈夫在妻子分娩时，也要模仿产妇坐月子，遵守生育禁忌，"拥衾抱雏，坐于寝榻，称为产翁"，象征性地分担妻子分娩的痛苦①。如今，男性作为性伙伴、丈夫、父亲、家庭成员、社区领导人、健康信息与服务的掌握者，他们同妇女生育健康的改善紧密相关。应该呼吁全社会尤其是男性，主动承担相应的责任与义务，无论是男性还是女性，夫妻双方都是生育责任和家庭照顾的承担者，都应该是生殖健康和生育政策的对象。

因此，生育保障制度应该支持男子承担家庭和照顾责任，以制度的形式强化男性生育角色并予以规定和反映，使男性在生育过程中和抚育孩子方面承担更多的责任，比如，为丈夫休陪护假（产假）创造条件、开辟空间。反过来，对男性生育责任的强化可以让男性感到生育不再仅仅是女性的事，改变男性对生育角色的态度，促进他们对自己在生殖健康中的地位及所应承担的责任的认识，通过扮演生育角色，增强家庭责任心。

从计划生育角度来讲，生育和计划生育是男女双方的事，同样男女双方也是生殖健康的主体，男性不仅仅是避孕节育技术的接受者，而且男性自身的行为要对配偶的生殖健康负责。也就是说，政策应增进男女两性在生殖健康方面的沟通和对共同责任的理解，促进男女双方在公共领域和私人生活领域成为平等伙伴的基础上，共同对有关生育、避孕、节育、生殖保健方面的有关行为做出决定。在提高人们生殖健康水平，特别是改善妇女生殖健康方面包括母亲安全、妇幼保健和预防性传播疾病都必须促进男性参与（陈振文，2002）。只有促进男性的参与，充分考虑男性生殖健康的种种需要，强化男性的责任和义务，才有可能实现真正

① 曹建交、风笑天：《生殖健康中男性的地位及其责任》，《社会》2001 年第 11 期。

的生殖健康以妇女为中心，使妇女实际享有各种更大范围的生殖权利，获得更高质量的生殖健康，真正实现整个人群的生殖健康。

六 弥补政策缺失，构建对妇女友善的医疗环境

在我们的访谈中，有一个普遍存在而且很现实的需要被城镇非正规就业女性多次提及，就是就医环境问题。女性受访者很关注医疗环境是否对妇女友善，是否充分尊重女性的就医权益及其自主性，表现出对女性隐私保护及身体自主权方面的就医需要。但从政策层面来看，女性在这方面的健康需要缺乏政策回应，存在缺失。构建对妇女友善医疗环境主要涉及医疗制度建设的价值观念和服务体系内部管理机制方面。

（1）构建对妇女友善医疗环境实质是医学人文精神的重构。当代医学模式已从生物医学转变为生物—心理—社会模式，医学要以人为本，以前那种视技术为对付疾病、增进健康的唯一手段正在让位于技术、心理、社会和环境的综合治理。人们对于健康的需要越来越全面与彻底，对医疗服务越来越倾向于人性化，从而更重视人文关怀。对于女性患者来说，尽管现代医学有了很大的进步，但许多疾病和困扰妇女的苦痛仍然是无法治愈的，特别是那些妇科病、慢性病以及女性成长过程中的生理变化：月经、怀孕生子、哺乳、更年期，常常具有终身性质，一直伴随至死亡。因此，对医疗的要求由单纯重治疗转向治疗与关照并重，进行医治的同时还需要同情、关爱和理解，对于许多妇科疾病来说，医务工作者的大部分时间是管理疾病而不是治疗疾病。因此，将医疗技术的提高与人文关怀统一结合，始终将人文关怀贯穿于构建妇女医疗环境工作的全过程，可以改变以往只见病不见人的错误观点；在尊重患者的基础上，以同情心多为病人设想，尽量减少妇女就诊时的不便与尴尬，消除不良的躯体和精神刺激，让妇女不再恐惧上妇产科，这样才能使其及时获得帮助，让患者体会到现代医学带给人们的福音，同时也避免误诊或漏诊造成的极大的

痛苦和医疗资源的浪费。

（2）从妇女健康权益来看，构建对妇女友善的就医环境，实质是充分尊重女性的就医权益及自主性的表现，亦即令具有行为能力并处于医疗关系中的女性患者，在寻求医疗服务的过程中，有权经过自主思考，就关于自己疾病和健康问题所做出的合乎理性和价值观的决定，并根据决定采取负责的行动。① 要达成这样的自主就医行为，就需要以下努力：第一，改善女性就医环境及空间，为妇女提供舒适、隐秘并且有安全感的就医环境。例如，明显的就医标示和就医流程及服务模式，保障妇女就医时的安全与隐私；第二，满足妇女在医疗保健服务过程中有充分"被尊重"的权利，特别是在生殖健康领域。虽然城镇非正规就业者在其所居住的城市具有合法的城市身份（户口），但往往因为没有固定的职业和组织归属，在文化、社会活动、组织参与以及权益诉求等方面仍然存在不少障碍，在城市社会服务体系中仍然受到歧视和不公正的对待，特别体现在生殖健康服务方面，这些社会现实使非正规就业者成为"生活在城市夹缝中的人"，限制了非正规就业女性的生殖健康权益及自主性的实现。国际计划生育联盟于 1992 年首次提出了关于性及生殖权利的宪章。在人权原则的框架下，倡导提供优质的性健康与生殖健康服务即是"一种表达服务对象权利，履行人权的过程。假如从权利视角来审视优质生殖健康服务的提供，服务需要则被提升到了人权水平，赋予了服务对象理直气壮表达和主张需要的权利，同时也对保障这些权利提供了依据"②。也就是说，国家应给予每个公民，无论是什么性别、种族，无论她是否参与劳动力市场或者在市场中处于怎样的位置，都平等地享受无差别、制度性的安全、有效、负担得起和可接受的计划生育方法的告知权和选择权，以及他们所选定的不违反法律的调节生育方法。

---

① 李志萍：《试论医疗纠纷中的公民私权》，《实事求是》2004 年第 3 期。

② 张开宁等：《流动人口生殖健康服务权利意识现状分析——以昆明市为例》，《人口研究》2007 年第 6 期。

参考文献

1. Arber, S. , & Thomas, H. (2001). *From Women's Health to Gender Analysis of Health. Comparative Medical Sociology*, Aprial 4. New York: Blackwell.

2. WHO, *The World Health Report* 2005 – *Make Every Mother and Child Count.* 2005 , Geneva.

3. Arber, S. , & Cooper, H. (1999). *Gender and Inequalities in Health across the Life Course.* In E. Annandate, & K. Hunt (eds.), Gender Inequities in Health (pp. 123 – 149). Buckingham: Open University Press.

4. Andermahr, Sonya, Lovell, Terry and Wolkowitz, Caroll, eds. *A Glossary of Feminist Theory.* London: Arnold. 1997.

5. Angus Erskine (2003). "*The Approaches and Methods of Social Policy*". In Pete Alcock, Erskine, Angus & May, Margaret (eds.), *The Student's Companion to Social Policy* (2nd ed). Malden, MA: Blackwell Pub.

6. Ann Shola Orloff, *Women's Employment and Welfare Regimes: Globalization, Export Orientation and Social Policy in Europe and North America.* United Nations Research Institute for Social Development, Social Policy and Development Programme (Paper No. 12). June, 2002.

7. Ann D. Jordan (1994). *Women's Rights in the People's Republic of China, Journal of Chinese Law*, Spring, 1994.

8. Anna M. Han (2001). "Holding up more than Half the Sky: Marketization & the. Status of Women in China", *Journal of Contemporary Legal Issues*, 11, 791, 2001.

9. Anson, 0, & Sun, S. (2000). *Gender and Health in Rural China: Evidence from Hehei Province.* Soeial Science Medieine, 55: 1039 – 1054.

10. Anson, 0. , Paran, E. , Neumann, L. , & Chernichovsky, D. (1993). Gender Difference in Health Perceptions and Their Predictors. *Social Science & Medicine*, 36: 419 – 427.

11. Arber, Sara, and Helen Cooper (1999). "Gender Differences in Health in Later Life: the New Paradox?" *Social Scinece and Medicine.* 48: 61 – 76.

12. Bangasser, P. E. (2000). *The ILO and the Informal Sector: An Institutional History.* Employment Paper, 2000, 9, Geneva.

13. Banks, 0. (1993). *The Politics of British Feminism*, 1918 – 1970. England: Edward Elgar Publishing Limited.

14. Barber, Robert, L. ed. (1999). *The Social Work Dictionary* (4th Edition). Washington D. C. : NASW Press.

15. Beechey, Veribuca and Tessa Perkins (1987). *A Matter of Hours.* Cambridge. Polity Press.

16. Bird, C. E. , & Pieker, P. P. (1999). "Gender Matters: An Integrated Model for Understanding Men's and Women's Health". *Social Science and Medicine*, 48745 – 48755.

17. Blank, M. R. (1990). "Understanding Part – Time Work", *Labor Economics*, 11, 137 – 158.

18. Bradshaw, J. R. (1972 a). "The Concept of Social Need", *New Society*, 496, 640 – 643.

19. Bradshaw, J. R. (1972 b). *The Taxonomy of Social Need*, in McLachlan, G. (ed), *Problems and Progress in Medical Care*, Ox-

ford University Press：Oxford.

20. Bryman, A. （1989）. *Research Methods and Organization Studies.* London：Unwin Hyman.

21. Candida March, Ines Smyth and Maitrayee Mukhopadhyay （1999）. *A Guide to Gender-Analysis Frameworks*, By Oxfam, G. B., 中文版《社会性别分析框架指南》，社会性别意识资源小组译，社会科学文献出版社，2004。

22. Cheal, D. （1991）. *Family and the State of Theory.* Toronto：University of Toronto Press, 1991.

23. Christine Booth, Cinnamon Bennett （2002）. "Gender Mainstreaming in the European Union：Towards a New Conception and Practice of Equal Opportunities?" *European Journal of Women's Studies*, Vol. 9, No. 4, 430 – 446.

24. Christine Bulger （2000）. "Note：Fighting Gender Discrimination in the Chinese Workplace, 20 B. C". *Third World L. J.* 345.

25. Clayton S. （1983）. "Social Need Revisited". *Journal of Social Policy*, 12 （2）：215 – 234.

26. CSW （Commission on the Status of Women）, （1998）. "*UN. Important issues：Secretariat report.* （*E/CN* 6/1999/4）", Strasbourg：Commission of Women Status.

27. Davis, K. and W. E. Moore （1945）. "Some Principles of Stratification." *American Sociological Review*, Vol. 10, 242 – 249.

28. Dominelli, L. & Mcleod, E. （1989）. *Feminist Social Work.* London：Macmillan.

29. DPU. *Gender Policy and Planning Programme Training Materials.* 1997.

30. Duffy, K. （1998）. *The Human Dignity and Social Exclusion Project-research Opportunity and Risk：Trends of Social Exclusion in Europe.* Strasbourg：Council of Europe.

31. Dunnachie, H. (1992). *Approaches to Quality Systems*, In. B. Warr & D. Kelly (eds). Quality Counts: Achieving Quality in Social Care Services, pp. 14 – 35, London: Whiting & Birch Ltd.

32. Edwards, J. (1987). *Positive Discrimination, Social Justice and Social Policy: Moral Scrutiny of A Policy Practice*. London: Tavistock.

33. Eurostat (2002). *The Life of Women and Men in Europe*, 1980 – 2000. Luxembourg: Office of Official Publications of the EU.

34. Evers, A. & I. Svetlik (eds.) (1993). *Balancing Pluralism: New Welfare Mixeds in Care for the Elderly*. Aldershot: Avebury.

35. Evers, A & H. Wintersberger (eds.) (1988). "Shifts in the Welfare Mix: Their Impact on Work, Social Services and Welfare Policies. *Eurosocial*, Vienna.

36. Feit, M. D. &Battle, S. F. (1995). *Health and Social Policy*. London: The Haworth Press.

37. Finch, J. and Grove, D. eds. (1983). *A Labour of Love: Women, Work and Caring*. UK: Routledge and Kegan Paul.

38. Foster, P. (1983) . *Access to Welfare: An Introduction to Welfare Rationing*. Macmillan: London.

39. Fraser, N. (1997). *Justice Interruptus: Critical Reflections on the Postsocialist' Condition*. New York: Routledge.

40. Friedman, S. (1998). *Mappings: Feminism and the Cultural Geographies of Encounter*. Princeton: Princeton University Press.

41. Fuchs, Victor R. "The Future of Health Economics", *Journal of Health Economics*, 2000, Vol. 19 (2, Mar), 141 – 157.

42. Fuchs, Victor, R. (1996). " Economics, Values, and Health Care Reform", *American Economic Review*, 86 (1), 1 – 24.

43. Gabrielian, Vatche (1999). *Qualitative Research Methods: An Overview*. In Miller, Gerald, J. and Whicker, Marcia, L. Edited,

Handbook of Research Methods in Public Administration. MarcelDekker, Inc. NewYork. 1999.

44. George, V. & Wilding, P. *Welfare and Ideology.* New York: Harvester Wheatsheaf, 1994.

45. Gil, David G. (1992). *Unravelling Social Policy: Theory, Analysis, and Political Action towards Social Equality* (5th). Rochester, Vt. : Schenkman Books.

46. Gilbert Smith and Robert Harris (1972). "Ideologies of Need and the Organization of Social Work Departments", *British Journal of Social Work*, 1972 (2): 27 – 45.

47. Gilbert, N. , Specht, H. , & Terrell, P. (1993). *Dimensions of Social Welfare Policy* (3rd ed.). Englewood Cliffs, NJ: Prentice Hall.

48. Glass, J. and V. Camarigg (1992). "Gender, Parenthood, and Job-family Compatibility", *American Journal of Sociology*, Vol. 98, No. 1, 131 – 151.

49. H. Maslow (1943). "A Theory of Human Motivation", *Psychological Review*, 50, 370 – 396.

50. Hilary Standing:《性别与健康问题的国际展望》,《中国卫生发展论: 中国农村改革与发展国际研讨会汇编》, 2000。

51. Hill, M. (1996). *Social Policy: A Comparative Analysis.* London: Prentice Hall/ Harvester Wheatsheaf.

52. Hill, M. (1997). *Understanding Social Policy*, Oxford: Blackwell.

53. Hill, M. R. (1993). *Archival Strategies and Techniqzres*, London: Sage.

54. Hughes, S. L. , Hurder, A. G. , Weaver, F. M. , Kubal, J. D. , & Henderson, W. (1999). *Relationship Between Caregiver Burden and Health-Related Quality of Life.* The Gerontological Society of A-

merica, 39 (5), 534.

55. Iatridis, Demetrius S. (1994). *Social Policy: Institutional Context of Social Development and Human Services.* Pacific Grove, Calif. : Brooks Ⅱ Cole Pub. Co.

56. Ife, Jim (1980). "The Determination of Social Need – A Model of Need Statements in Social Administration", *Australian Journal of Social Issues* 15 (2): 92 – 107.

57. James, A. , T. Brooks, and D. Towell (1992). *Committed to Quality: Quality Assurance in Social Service Departments*, London: HMSO.

58. James, E. , A. C. Edwards, and R. Wong (2003). *The Gender Impact of Pension Reform*, Policy Research Working Paper 3074, The World Bank, Poverty Reduction and Economic Management Network, GenderDivision.

59. Jane Lewis (1992). "Gender and the Development of Welfare Regimes", *Journal of European Social Policy*, 1992. 2 (3) 159 – 173.

60. Joan Kaufman and Fang Jing, *Privatisation of Health Services and the Reproductive Health of Rural Chinese Women*, Reproductive Health Matters, 2002; 10 (20): 108 – 116.

61. Joan. Acker: 《瑞典的妇女、家庭与公共政策》, 收录于 Esther Ngan-ling Chow 主编《全球视角: 妇女、家庭与公共政策》, 社会科学文献出版社, 2004。

62. Johnson, L. C. , Schwartz, C. L. (1994). *Social Welfare: A Response to Human Need*, 3rd edition, Boston: Allyn & Bacon.

63. Kabeer, N. and Subrahmanian, R. (1996). *Institution, Relations and Outcomes: Framework and Tools for Gender-Aware Planning*, IDS Discussion Paper 357, Brighton, 1996.

64. Kabeer, N. (1994). *Reversed Realities: Gender Hierarchies in Development Thought*, Verso, London.

65. Kuhn, D. R. (1998). "Is Homecare Always the Best Care?" *Generations*, 22 (3), 99. San Francisco.

66. Land, Hilary (1976). *Women: Supporters or Supported?* in S. Allen and D. Baker (eds.) *Sexual Division and Society.* UK: Tavistock.

67. Land, Hilary. (1980). "The Family Wage". *Feminist Review*, Vol. 6, pp. 55 – 57.

68. Langan, M. (1998). *The Contested Concept of Need.* In Langan. Mary (Ed.), *Welfare Needs Rights and Risks*, pp. 3 – 34. London: Routledge Inc.

69. Len Doyal and Ian Gough, *A Theory of Human Need.* New York: The Guilford Press, 1991.

70. Lincoln. Y. S., & Guba, E. G. (1985). *Establishing trustworthiness. In Naturalistic inquiry*, Beverly Hills, CA: Sage.

71. Luker, K., & Orr, J. (1985). *Health Visiting.* Osney, Mead, Blackwell Scientific Publication.

72. Macarov, D. (1995). *Social Welfare Structure and Practice.* California: Sage, 1995.

73. Margaret, Y. K. Woo (1993). "Biology and Equality: Challenge for Feminism in the Socialist and the Liberal State", 42 *Journal of Emory Law*, 1993: 143.

74. 〔美〕Margaret Woo:《中国女工的保护与平等》,《性别与中国》,三联书店,1996。

75. Marshall, Thomas, H. (1964). *Class, Citizenship, and Social Development.* Westport, Conn: Greenwood Press.

76. Marshall, Thomas, H. (1965). *Social Policy.* London: Hutchinson University Press.

77. Martin Hewitt (1998). *Social Policy and Human Need*, in Nick Ellison & Chris Pierson ed. *Development in British Social Policy*,

London: Macmillan, 1998, p. 61.

78. Martin, V. and E. Henderson (2001). *Managing in Health and Social Care*, London: Routledge.

79. Midgley, J. (1997). *Socia Welfare in Global Context*, London: Sage, pp. 4 – 5.

80. Morgan, C. and S. Murgatroyd (1994). *Total Quality Management in the Public Sector*. Buckingham: Open University Press.

81. Moser, C. (1989). "Gender Planning in the Third World: Meeting Practical and Strategic GenderNeeds", *World Development*, 1989, 17 (11): 1799 – 1825.

82. Moullin, M. (2002). *Delivering Excellence in Health and Social Care*, Maidenhead: Open University Press.

83. Molyneux, M. (1985). "Mobilization Without Emancipation? Women's Interests, State and Rvoluton in Nicaragua", *Feminist Studies*, Vol. 11, No. 2, 227 – 254.

84. 〔美〕Neil Gilbert & Paul Terrell:《社会福利政策导论》黄晨熹等译，华东理工大学出版社，2003。

85. Oakley Ann (1972). *Sex, Gender and Society*, Oxford, Martin Robertson.

86. Orloff, A. S. (1993). "Gender and the Social Rights of Citizenship: The Comparative Analysis of Gender Relations and Welfare State." *American Sociological Review*, 58 (3).

87. Orr, J. (1985). *Assessing Individual and Family Health Needs*. In: Luker K., Orr, J. (Eds) *Health Visiting*. Blackwell Scientific: Oxford.

88. Pascall, G. (1997). *Social Policy: A New Feminist Analysis*. London & New York: Routledge.

89. Patton, M. Q. *Qualitative Evaluation and Research Methods*. 2nd ed. Newbury Park CA: Sage Publications, 1990, 182 – 200.

90. Percy-Smith Janie. ed. (1996). *Needs Assessments in Public*

Policy. Buckingham England and Philadelphia: Open University Press.

91. Peter B. Doeringer, Piore Michael, J. , *Internal Labor Markets and Manpower Analysis*, Lexington, Mass, 1971.

92. Piore, M. J. (1970). *The Dual Labor Market: Theory And Application*, in Barringer, R. and Beer, S. H. (ed.), The State and the Poor, Cambridge Mass Winthop.

93. Plant, R. (1991). *Modern Political Thought.* Oxford, Cambridge, Mass. : Blackwell.

94. Razav, Shahra. 2007. *The Political and Social Economy of Care in a Development Context.* Gender and Development Program Paper No. 3, United Nations Research Institute for Social Development.

95. Robert K. Yin: 《案例研究设计与方法》，周海涛主译，重庆大学出版社，2004。

96. Rose, R. (1986). *Common Goals but Different Role: The State's Contribution to the Welfare Mix.* In Rose, R. & Shiratori, R. *The welfare state east and west.* Oxford: Oxford University Press.

97. Rubin, A. & Babbie, E. (1993). *Research Methods for Social Work*, Pacific Grove: Brooks/Cole Publishing Company, 1993.

98. Sheaf, R. (1996). *The Need for Health care.* London: Roulfedgc.

99. Spicker, P. (1993). *Needs as Claims*, Social Policy and Administration Vol. 27 (1): 7 – 17.

100. Spicker, P. (1995). *Social Policy: Themes and Approaches.* London: Prentice Hall.

101. Sundstrom, M. (1991). " part-Time Work in Sweden: Trends and Equality Effect ", *Journal of Economics Issues*, March, 1991, 67 – 78.

102. Sylvia Walby (1997). *Gender Transformations.* London: Routledge.

103. Tao, J. , & Drover, G. (1997). "Chinese and Western

Notions of Need. " *Critical Social Policy*, 17 (1).

104. Taylor-Gooby, Peter and Dale Jennifer (1981). *Social Theory and Social Welfare*, London: Edward Arnold.

105. Taylor-Gooby, Peter (1980). *Needs, Welfare and Political Allegiance* in Noel Timmms (ed.), Social Welfare: Why and How? London: Routledge & Kegan Paul.

106. Taylor-Gooby, P. (2005). *Problems and Issues in Strengthening Social Safetynet: Cases of Developed Countries.* Paper presented at the 2005 APEC SocialSafety Net Symposium, Seoul, Korea.

107. 〔英〕Teresa Rees:《修补性政策、适应性政策及改造性政策》,《妇女研究论丛》2000 年第 2 期。

108. Thomas R. Dye:《健康与福利政策: 寻找理性的策略》,《公共政策新论》, 罗清俊、陈志玮译, 韦伯文化, 1999。

109. Titmuss, R. (1963). *Social Division of Welfare, Essays on the Welfare State*, London: Allen & Unwin.

110. Van der Lippe, Tanja, and Liset Van Dijk, eds. (2001). *Women's Employment in a Comparative Perspective.* New York: Aldine de Gruyter.

111. Viviene Taylor (1999). *Gender Mainstreaming in Development Planning: A Reference Manual for Governments and Other Stakeholders.* London: Commonwealth Secretariat.

112. Walby, S. (2005a). " Introduction: Comparative Gender Mainstreaming in a Globalera. " *International Feminist Journal of Politics* 7 (4): 453 – 470.

113. Walby, S. (2005b). "Gender Mainstreaming: Productive tensions in Theory and Practice. " *Social Politics*, 12 (3), 321 – 343.

114. Waldron, L. (1983). " Sex Differences in Illness Incidence, Prognosis and Mortality: Issues and Evidence" . *Social Science and Medicine* 17 (16): 1107 – 1123.

115. Walker, A. (1984). *Social Policy*, Oxford：Blackwell.

116. Whiteford L. (1993). "Child and Maternal Health and International Economic Policies". *Social Science and Medicine*, 37 (11)：1391 – 1400.

117. Whitehead, M. (1992). "The Concepts and Principles of Equity and Health", *International Journal of Health Services*, Vol. 22.

118. William T. Dickens, Kevin Lang, "A Test of Dual Market Theory", *The American Economic Review*, Sep. , 1985

119. Williams, F. Popay, J. & Oakley. (eds.) *Changing Paradigms of Welfare*. in Williams, F. , Popay, J. & Oakley, A. (eds.) *Welfare Research*：*A Critical Review*. London：UCL Press, 1999.

120. Yu, M & Sarri, R. (1997). "Women's Health Status and Gender Inequality in China", *Soeial Science & Medicine*, 45：1885 – 1898.

121. 安东尼·吉登斯：《社会学》（第四版），赵旭东等译，北京大学出版社，2003。

122. 白冰冰：《上海市非正规就业的发展及其城市空间形态研究》，华东师范大学 2004 年博士学位论文，2004。

123. 贝弗里奇：《贝弗里奇报告》，中国劳动社会保障出版社，2004。

124. 北京市妇联课题组：《北京市下岗女工再就业现状及两性比较》，《人口研究》2000 年第 2 期。

125. 卜卫、宋小卫：《有关传播法规与政策的社会性别分析》，《妇女研究论丛》2005 年增刊。

126. 蔡昉：《劳动力迁移的两个过程及其制度障碍》，《社会学研究》2001 年第 4 期。

127. 蔡昉、王美艳：《非正规就业与劳动力市场发育——解读中国城镇就业增长》，《经济学动态》2004 年第 2 期。

128. 蔡昉：《中国二元经济与劳动力配置的跨世纪调整——制度、结构与政治经济学的考察》，《浙江社会科学》2000 年第 5 期。

129. 蔡仁华主编《中国医疗保障制度改革实用全书》，中国人事出版社，1997。

130. 曹建交、风笑天：《生殖健康中男性的地位及其责任》，《社会》2001 年第 11 期。

131. 常凯：《公有制企业中女职工失业与再就业问题的调查与研究》，《社会学研究》1995 年第 3 期。

132. 陈彩云：《从"平等"、"社会性别"到"公民资格"——西方"女性主义"的理论转向》，《妇女研究论丛》2002 年第 4 期。

133. 陈淮：《非正规就业：战略与政策》，《宏观经济研究》2001 年第 2 期。

134. 陈锦华：《女性主义》，载王卓祺、邓广良、魏雁滨编《两岸三地社会政策：理论与实务》，香港中文大学出版社，2007。

135. 陈全明、袁妙彧：《社会性别视角中的女性就业模式》，《中南财经政法大学研究生学报》2008 年第 3 期。

136. 陈卫民：《中国城镇妇女就业模式及相关的社会政策选择——社会性别视角的分析》，《中国人口科学》2002 年第 1 期。

137. 陈向明：《质的研究方法与社会科学研究》，教育科学出版社，2000。

138. 陈振文：《男性生殖健康与计划生育》，中国网，2002 年 10 月 28 日，http：//www.china.com.cn/chinese/renkou/224165.htm。

139. 程远：《社会转型与新型妇女生育保障制度的建立》，《南方人口》1997 年第 2 期。

140. 蒂特马斯：《社会政策十讲》（中文版），江绍康译，香港商务印书馆，1991。

141. 丁宁宁：《经济体制改革与中国的医疗卫生事业》，《中国发展评论》2005 年增刊。

142. 董晓媛：《照顾提供、性别平等与公共政策——女性主义经济学的视角》，《人口与发展》2009 年第 6 期。

143. 杜芳琴：《妇女学和妇女史的本土探索——社会性别视角

和跨学科视野》，天津人民出版社，2002。

144．杜芳琴、王向贤主编《妇女与社会性别研究在中国（1987～2003）》，天津人民出版社，2003。

145．杜洁：《女性主义与社会性别分析——社会性别理论在发展中的运用》，《浙江学刊》2000年第2期。

146．杜平：《女性主义与社会性别理论：福利国家研究的新取向》，载彭华民等《西方社会福利理论前沿》，中国社会出版社，2009。

147．方刚：《城镇职业女性弱势地位与相关社会政策的思考》，《南开学报（哲学社会科学版）》2003年第6期。

148．费孝通：《乡土中国》，北京大学出版社，1998。

149．风笑天：《社会学研究方法》，中国人民大学出版社，2001。

150．付红梅：《社会性别理论在中国的运用和发展》，《中华女子学院学报》2006年第4期。

151．傅照荣：《从社会性别视角反思妇女健康项目——桥头乡苗寨个案分析》，《中南民族大学学报（人文社会科学版）》2004年增刊。

152．高小贤：《推动社会性别与发展的本土化的努力——"社会性别与发展在中国：回顾与展望研讨会"综述》，《妇女研究论丛》2000年第5期。

153．顾昕：《单位福利社会主义与中国的"制度性失业"——从新制度主义的角度看"下岗问题"》，《经济社会体制比较》1998年第4期。

154．顾昕：《城市医疗救助体系建设的战略选择——从救济型向发展型模式过渡》，《学习与实践》2006年第8期。

155．关信平：《社会政策的基本概念及基本原理》，载杨团、关信平主编《当代社会政策研究》，天津人民出版社，2006。

156．广东省妇女联合会等：《广东妇女社会地位调查（1990～2000年）》，中国妇女出版社，2003。

157. 郭慧敏：《我国女性劳动就业立法的性别分析》，《西北工业大学学报（社会科学版）》1999 年第 2 期。

158. 郭慧敏：《去工业化、边缘化、女性化和去权益化，一个家政工群体的权利伴生现象分析》，载郭慧敏编《社会性别与劳动权益》，西北工业大学出版社，2005。

159. 郭于华、常爱书：《生命周期与社会保障——一项对下岗失业工人生命历程的社会学探索》，《中国社会科学》2005 年第 5 期。

160. 国家发展和改革委员会产业发展研究所：《中国加入WTO 对妇女的挑战》，载谭琳主编《1995～2005：中国性别平等与妇女发展报告》，社会科学文献出版社，2006。

161. 国家计划生育委员会：《人口与计划生育常用数据手册》，1999。

162. 国家劳动部劳动科学研究所：《灵活多样就业形式问题研究报告》，《研究论坛》内部通讯，2001。

163. 国家统计局人口与社会科技统计司：《中国社会中的女人和男人——事实和数据（2004）》，中国统计出版社，2004。

164. 国务院发展研究中心课题组：《对中国医疗卫生体制改革的评价与建议》，《中国发展评论》2005 年增刊。

165. 贺军：《我国性别倾斜政策的理论分析》，《湖南科技学院学报》2007 年第 5 期。

166. 胡鞍钢、杨韵新：《就业模式转变：从正规化到非正规化——我国城镇非正规就业状况分析》，《管理世界》2001 年第 2 期。

167. 胡军：《西方女权主义性别平等观的嬗变》，《科学社会主义》2003 年第 2 期。

168. 胡平、张鹏刚：《西部下岗职工再就业的社会性别分析》，《妇女研究论丛》2004 年第 4 期。

169. 胡荣华、李晓燕、谢嫚：《广东城镇女性灵活就业状况的调查与思考》，《妇女研究论丛》2003 年 12 月增刊。

170. 胡象明：《论地方政策的决策模式》，《武汉大学学报

（人文社会科学版）》1997 年第 2 期。

171. 胡幼慧编《质性研究——理论、方法及本土女性研究实例》，台湾台北巨流图书公司，1996。

172. 胡玉坤：《疾病负担、结构性挑战与政策抉择——全球化图景下中国农村妇女的健康问题》，《人口与发展》2008 年第 2 期。

173. 胡玉坤：《社会性别与艾滋病问题研究：全球化视域下的中国个案》，《社会科学论坛》2007 年第 9 期。

174. 黄波：《大学毕业生灵活就业形式发展潜力探析》，《思想战线》2008 年第 S2 期。

175. 黄晨熹：《社会政策概念辨析》，《社会学研究》2008 年第 4 期。

176. 黄晨熹编著《社会政策》，华东理工大学出版社，2008。

177. 黄晨熹《社会福利》，格致出版社、上海人民出版社，2009。

178. 黄乾、原新：《非正规部门就业：效应与对策》，《财经研究》2002 年第 2 期。

179. 黄奕祥、李江帆：《健康需求变化与医学服务模式转变》，《中州学刊》2010 年第 1 期。

180. 贾云竹：《老年人健康状况及家庭照料资源的社会性别分析》，《浙江学刊》2008 年第 3 期。

181. 姜秀花：《社会性别视野中的健康公平性分析》，《妇女研究论丛》2006 年第 4 期。

182. 姜秀花：《健康与妇女地位》，载第二期中国妇女社会地位课题组《转型中的中国妇女社会地位》，中国妇女出版社，2006。

183. 姜秀花：《生命健康领域性别平等与妇女发展指标研究与应用》，《妇女研究论丛》2006 年增刊。

184. 蒋永萍：《'97 中国城市女性的状况》，《中国妇运》1998 年第 5 期。

185. 蒋永萍：《两种体制下的中国城市妇女就业》，《妇女研究论丛》2003 年第 1 期。

186. 金一虹：《边缘化——全球化与妇女劳动问题》，载王丽华主编《全球化语境中的异音——女性主义批判》，北京大学出版社，2008。

187. 金一虹：《非正规劳动力市场的形成和妇女就业》，《妇女研究论丛》2000 年第 3 期。

188. 金一虹、刘伯红主编《世纪之交的中国女性与发展》，南京大学出版社，1998。

189. 金一虹：《女性非正规就业：现状与对策》，《河海大学学报（哲学社会科学版）》2006 年第 1 期。

190. 凯瑟琳·马奥尼：《作为人权的妇女权利：各种理论观点的分析及其实施战略》，载白桂梅主编《国际人权与发展：中国和加拿大的视角》，法律出版社，1998。

191. 李春玲：《转轨期前苏联东欧社会保障变革中女性利益分析》，《山西师范大学学报（社会科学版）》2005 年第 1 期。

192. 李慧英：《从社会性别的视角审视中国的性别立法与社会公共政策》，《浙江学刊》2003 年第 2 期。

193. 李慧英：《中国社会经济转型对妇女就业的冲击》，《山西师范大学学报（社会科学版）》2000 年第 1 期。

194. 李慧英：《计划经济时期男女平等立法与政策——性别与公共政策研究》，《妇女理论研究动态》2000 年第 2 期。

195. 李慧英主编：《社会性别与公共政策》，当代中国出版社，2002。

196. 李敏：《雇佣双赢——私营企业雇佣冲突管理》，经济科学出版社，2003。

197. 李培林、王思斌等：《建构中国发展型的社会政策》，《中国社会科学》2004 年第 6 期。

198. 李强、唐壮：《城市农民工与城市中的非正规就业》，《社会学研究》2002 年第 6 期。

199. 李秋芳：《中国妇女就业：现状与对策》，中国妇女出版社，2003。

200. 李秋芳：《灵活多样的就业形式与妇女利益研究》，《妇女研究论丛》2001 年第 5 期。

201. 李秋芳：《实行灵活多样就业形式应关注妇女利益》，《中国妇运》2001 年第 11 期。

202. 李霞：《平等权、社会性别、公民权：女权主义的理论路向》，《学习与探索》2005 年第 4 期。

203. 李小江：《性别角色与社会发展笔谈（二）"男女平等"：在中国社会实践中的失与得》，《社会学研究》1995 年第 1 期。

204. 李小云：《发展进程中的妇女及性别问题》，《社会学研究》1998 年第 3 期。

205. 李小云、林志斌：《性别与发展理论评述》，《社会学研究》1999 年第 5 期。

206. 李烨红：《促进我国非正规就业发展的社会保障制度分析》，《湖北社会科学》2003 年第 10 期。

207. 李银河：《女性权力的崛起》，中国社会科学出版社，1997。

208. 李志萍：《试论医疗纠纷中的公民私权》，《实事求是》2004 年第 3 期。

209. 《北京宣言：第四次妇女问题世界会议的报告》，1995 年 9 月 4～15 日，北京：联合国出版物（出售品编号：c. 96. IV. 13）。

210. 梁丽清：《女性主义的社会政策观》，载李健正等编《新社会政策》，香港中文大学出版社，1999。

211. 林尚立：《国内政府间关系》，浙江人民出版社，1998。

212. 林志斌、李小云：《关于发展为导向的性别分析方法的讨论》，《社会学研究》2000 年第 5 期。

213. 刘伯红：《国际劳工组织在"3＋1 机制中提高社会性别主流化能力"中国项目介绍》，《妇女研究论丛》2003 年第 6 期。

214. 刘伯红：《全球化与中国妇女健康》，《云南民族大学学报（哲学社会科学版）》2005 年第 4 期。

215. 刘伯红：《中国社会转型期的女职工劳动保护》，《妇女研究论丛》2009 年第 2 期。

216. 刘继同：《人类需要理论与社会福利制度运行机制研究》，《中共福建省委党校学报》2004 年第 8 期。

217. 刘继同：《妇女与福利：女性主义福利理论评介》，《妇女研究论丛》2003 年第 4 期。

218. 刘继同、郭岩：《从公共卫生到大众健康：中国公共卫生政策的范式转变与政策挑战》，《湖南社会科学》2007 年第 2 期。

219. 刘继同：《健康照顾与国家责任：公共卫生研究典范转变与重构公共卫生政策框架》，《人文杂志》2005 年第 6 期。

220. 刘继同：《社区就业与社区福利》，社会科学文献出版社，2003。

221. 刘继同：《普及性原则的基本涵义与公平性卫生政策模式》，《卫生经济研究》2004 年第 11 期。

222. 刘莉、李慧英：《公共政策决策与社会性别意识》，《山西师范大学学报（社会科学版）》2003 年第 3 期。

223. 刘丽珍、朱立言：《社会性别视角下的公共政策分析》，《兰州学刊》2007 年第 8 期。

224. 刘丽杭、王小万：《经济学视野下的健康与卫生政策研究》，《中国卫生经济》2005 年第 5 期。

225. 刘霓：《社会性别——西方女性主义理论的中心概念》，《国外社会科学》2001 年第 6 期。

226. 刘霓：《西方女性学》，社会科学文献出版社，2007。

227. 刘庆贤、靳锦：《社会性别视角的中国公共政存在的问题及对策》，《求实》2006 年第 1 期。

228. 刘文明、段兰英：《男性生育角色与我国生育保险制度改革》，《华南农业大学学报（社会科学版）》2006 年第 3 期。

229. 陆学艺主编《当代中国社会阶层研究报告》，社会科学文献出版社，2002。

230. 吕宝静、陈景宁：《女性家属照顾者之处境与福利建构》，载刘毓秀主编《女性、国家、照顾工作》，女书文化事业有限公司，1997。

231. 吕红：《转型期中国灵活就业及其制度创新问题研究》，东北师范大学博士学位论文，2008。

232. 吕学静：《灵活就业形式对女性就业的影响及对策》，《人口与经济》2005 年第 4 期。

233. 罗观翠：《性别观点主流化与妇女福利》，2002 年两岸四地社会福利学术研讨会，2002。

234. 马冬玲、李亚妮：《女职工劳动保护与性别平等——"〈女职工劳动保护条例〉（修订草案）讨论会"综述》，《妇女研究论丛》2009 年第 1 期。

235. 《马克思恩格斯选集》第一卷，中共中央马克思恩格斯列宁斯大林著作编译局译，人民出版社，1972。

236. 〔美〕马斯洛：《动机与人格》，许金声等译，华夏出版社，1987。

237. 马延波：《我国公共政策中的性别意识与妇女发展》，《理论学刊》2004 年第 5 期。

238. 玛格丽特·米德：《三个原始部落的性别与气质》，宋践等译，浙江人民出版社，1988。

239. 毛瑛等：《灵活就业人员基本医疗保险需求的影响因素分析——以西安、宝鸡两市为例》，《西北大学学报（哲学社会科学版）》2006 年第 4 期。

240. 米利特凯：《性的政治》，钟良明译，社会科学文献出版社，1999。

241. 卡罗琳·摩塞：《第三世界中的社会性别计划：满足实用性和战略性社会性别需要》，载王政、杜芳琴主编《社会性别研究选译》，三联书店，1998。

242. 莫泰基：《公民参与：社会政策的基石》，中华书局香港有限公司，1995。

243. 穆勒约：《妇女的屈从地位》，商务印书馆，1995。

244. 牛美丽：《公共行政学观照下的定性研究方法》，《中山大学学报（社会科学版）》2006 年第 3 期。

245. 潘锦棠：《经济转轨中的中国女性就业与社会保障》，姚洋主编《转轨中国：审视社会公正和平等》，中国人民大学出版社，2004。

246. 潘锦棠：《男女平等与性别公正》，《中国妇运》，2002。

247. 潘锦棠：《生育社会保险中的女性利益、企业利益和国家利益》，《浙江学刊》2001 年第 6 期。

248. 潘锦棠：《北京市女职工劳动保护费用调查分析》，《妇女研究论丛》2005 年第 2 期。

249. 彭华民：《福利三角中的社会排斥：对中国城市新贫穷社群的一个实证研究》，上海人民出版社，2007。

250. 彭华民：《社会福利与需要满足》，社会科学文献出版社，2008。

251. 彭华民等：《西方社会福利理论前沿——论国家、社会、体制与政策》，中国社会出版社，2009。

252. 彭希哲：《社会政策与性别平等——以对中国养老金制度的分析为例》，《妇女研究论丛》2003 年第 2 期。

253. 彭希哲、姚宇：《厘清非正规就业概念，推动非正规就业发展》，《社会科学》2004 年第 7 期。

254. 彭渰雯、李秉叡：《比利时的性别主流化》，《台湾国际研究季刊》2007 年第 4 期。

255. 钱序、Rachel Tolhurst、陈家应、汤胜蓝：《市场经济与卫生改革对不同性别人群卫生服务可及性的影响》，《中国卫生资源》2001 年第 5 期。

256. 琼·W. 斯科特：《性别：历史分析中一个有效范畴》，

载李银河主编《妇女：最漫长的革命》，三联书店，1997。

257. 琼·W. 斯科特：《女性主义与历史》，王政、杜芳琴：《社会性别研究选译》，三联书店，1998。

258. 邱仁宗主编《女性主义哲学与公共政策》，中国社会科学出版社，2004。

259. 全国妇联课题组：《"在'3＋1'机制中提高社会性别主流化能力"如何运用社会性别分析方法》，《中国妇运》2005 年第6 期。

260. 沙琳：《中国的社会福利转型》，载《需要和权利资格：转型期中国社会政策研究的新视角》，中国劳动社会保障出版社，2007。

261. 尚晓援：《社会福利与社会保障再认识》，《中国社会科学》2001 年第 3 期。

262. 欧阳和霞：《生育保险制度中的女性关怀和男性责任》，《中华女子学院学报》2006 年第 4 期。

263. 石彤：《性别排挤研究的理论意义》，《妇女研究论丛》2002 年第 4 期。

264. 石彤：《中国社会转型时期的社会排挤》，北京大学出版社，2004。

265. 时政新：《中国的医疗救助及其发展对策》，《国际医药卫生导报》2002 年第 11A 期。

266. 宋晓梧：《中国人力资源开发与就业》，中国劳动出版社，1997。

267. 苏美丽：《从后现代主义论质化研究》，《国民教育研究学报》2005 年第 14 期。

268. 孙菊、宋月萍：《社会性别视角下的健康公平——对中国城市人口群体的考察》，《中国药物经济学》2008 年第 5 期。

269. 孙立平：《对社会二元结构的新认识》，《学习月刊》2007 年第 1 期。

270. 孙立平等：《制度与实践：失业人员社会保障问题研究》，《学海》2005 年第 5 期。

271. 田芳芳：《社会性别视角下的生育保险政策反思》，《法制与社会》2006 年第 6 期。

272. 谭兢常、信春鹰主编《英汉妇女与法律词汇释义》，中国对外翻译出版公司，1995。

273. 谭琳、李军峰、刘丁：《非正规部门劳动者的就业问题与对策》，《南方人口》2000 年第 2 期。

274. 谭琳、李军锋：《我国非正规就业的性别特征分析》，《人口研究》2003 年第 5 期。

275. 谭琳：《全球化的挑战：社会性别视角的分析》，《哈尔滨市委党校学报》2004 年第 1 期。

276. 谭琳、陈卫民：《女性与家庭——社会性别视角的分析》，天津人民出版社，2001。

277. 谭宁、刘筱红：《生育保险政策中的社会性别意识与女性平等就业权》，《湖北经济学院学报》2009 年第 1 期。

278. 唐斌尧：《社区非正规就业女性群体的社会保障权益及社会支持模式研究》，2006 海峡两岸社会福利学术研讨会，2006。

279. 唐钧：《关于健康社会政策的理论思考》，《江苏社会科学》2008 年第 4 期。

280. 陶黎宝华、陈浩文：《转型经济中的中国家庭与中国妇女》，载邱仁宗主编《女性主义哲学与公共政策》，中国社会科学出版社，2004。

281. 陶黎宝华：《相互性与自主性：儒家视角下的人类基本需求与主体性》，载王卓祺、邓广良、魏雁滨编《两岸三地社会政策：理论与实务》，香港中文大学出版社，2007。

282. 佟新：《社会变迁与中国妇女就业的历史与趋势》，《妇女研究论丛》1999 年第 1 期。

283. 佟新：《我国的老龄化、性别和养老政策》，《华中科技大学学报（社会科学版）》2008 年第 2 期。

284. 佟新：《不平等性别关系的生产和再生产》，《社会学研究》2000。

285. 〔英〕托马斯·亚诺斯基：《福利国家的比较政治经济学》，姜辉、于海青、沈根犬译，重庆出版社，2003。

286. 万向东：《农民工非正式就业研究的回顾与展望》，《中山大学学报（社会科学版）》2009 年第 1 期。

287. 汪雁、慈勤英：《对城市贫困主流测量方法理论假定的社会性别分析——以一个街道贫困家庭的社会调查为例》，《妇女研究论丛》2004 年第 3 期。

288. 王冬梅、罗汝敏：《健康方面的性别不平等与贫困》，《妇女研究论丛》2005 年第 S1 期。

289. 王笃强：《社会工作的助人理念：为什么要帮助穷人的考察》，《社会科学学报》（台湾）2006 年第 14 期。

290. 王红芳：《非正规就业对女性利益的影响及对策》，《浙江学刊》2006 年第 3 期。

291. 王红芳、蓝光喜：《我国女性非正规就业现状的调查与困境分析》，《江西行政学院学报》2006 年第 2 期。

292. 王虎峰：《灵活就业人员对医保政策的回应性研究——基于十一个城市的调查分析》，《人口研究》2009 年第 3 期。

293. 王菊芬：《社会性别视角下的城镇医疗保险改革——以上海的模式为例》，《妇女研究论丛》2007 年第 5 期。

294. 王丽华：《社会性别意识在 20 世纪的变迁与回归——从"五四"到"九四"的争论谈起（1919 - 1994）》，《浙江学刊》2000 年第 5 期。

295. 王丽容：《妇女福利议题与社会政策——一个女性主义观的省思》，《研考双月刊》（台湾）1995 年第 1 期。

296. 王绍光：《从经济政策到社会政策：中国公共政策格局的历史性转变》，载岳经纶、郭巍青主编《中国公共政策评论（第 1

卷）》，上海人民出版社，2007。

297. 王绍光：《政策导向、汲取能力与卫生公平》，《中国社会科学》2005 年第 6 期。

298. 王绍光：《中国公共卫生的危机与转机》，《比较》2003。

299. 王思斌：《当前我国社会保障制度的断裂与弥合》，《中国特色社会主义研究》2004 年第 3 期。

300. 王毅平：《社会性别理论：男女平等新视角》，《东岳论丛》2001 年第 4 期。

301. 王政：《导读研讨》，载杜芳琴主编《赋知识以社会性别》，天津师范大学出版社，2001。

302. 王政：《国外学者对中国妇女和社会性别研究的现状》，《山西师范大学学报（社会科学版）》1997 年第 4 期。

303. 王政、杜芳琴主编《社会性别研究选译》，三联书店，1998。

304. 王政：《越界：跨文化女权实践》，天津人民出版社，2004。

305. 王卓祺、雅伦·获加：《西方社会政策概念转变及对中国福利制度发展的启示》，《社会学研究》1998 年第 5 期。

306. 王卓祺、周健林、萧新煌：《港台两地华人社会对人类基本需要的观念》，第四届华人社会社会指标研讨会论文，2000。

307. 沃斯通克拉夫特玛：《女权辩护》，王蓁译，商务印书馆，1995。

308. 吴贵明：《中国女性职业生涯发展研究》，中国社会科学出版社，2004。

309. 吴小英：《"他者"的经验和价值——西方女性主义社会学的尝试》，《中国社会科学》2002 年第 6 期。

310. 吴小英：《当知识遭遇性别——女性主义方法论之争》，《社会学研究》2003 年第 1 期。

311. 西蒙娜·德·波伏娃：《第二性》，陶铁柱译，中国书籍出版社，1998。

312. 许涤新主编《当代中国的人口》，中国社会科学出版社，1988。

313. 萧扬：《社会性别视角下的妇女生殖健康》，《浙江学刊》2001年第5期。

314. 熊秉纯：《质性研究方法刍议：来自社会性别视角的探索》，《社会学研究》2001年第5期。

315. 熊跃根：《公/私二分法与福利国家的"性别化"——西方社会工作的现代性思考》，《长沙民政职业技术学院学报》2002年第4期。

316. 熊跃根：《社会政策：理论与分析方法》，中国人民大学出版社，2009。

317. 徐安琪：　《中国妇女的家庭生活状况》，载谭琳主编《1995~2005年：中国性别平等与妇女发展报告》，社会科学文献出版社，2006。

318. 徐文丽：《以社会保障促进女性发展——从社会性别视角分析我国的社会保障制度改革》，《江西行政学院学报》2005年第4期。

319. 薛昭鋆：《对我国发展非正规部门和鼓励非正规就业的几点认识和建议》，"非正规部门就业研讨会"论文，2000。

320. 颜烨：《20世纪90年代社会学视野下我国社会政策和社会问题研究中的社会性别分析述评》，《当代中国史研究》2001年第2期。

321. 杨琼瑛：《影响我国医疗卫生政策制定的若干因素》，《云南社会科学》2009年第4期。

322. 杨伟民：《社会政策导论》，中国人民大学出版社，2004。

323. 杨雪燕、李树苗：《西方社会性别概念及其测量的回顾与评述》，《国外社会科学》2006年第4期。

324. 杨雪燕、吴克俭、李树苗：《生殖健康领域的社会性别需求分析——基于社会性别需求分析框架及计划生育优质服务项目县的调查》，《妇女研究论丛》2005年第5期。

325. 伊兰伯格·史密斯：《现代劳动经济学——理论与公共政策（第六版）》，潘功胜等译，中国人民大学出版社，1999。

326. 余菁：《案例研究与案例研究方法》，《经济管理》2004年第20期。

327. 袁妙彧：《模式变迁与性别平等》，《湖北经济学院学报》2008年第3期。

328. 岳经纶：《和谐社会与政府职能转变：社会政策的视角》，《武汉大学学报（哲学社会科学版）》2007年第3期。

329. 岳经纶：《社会政策学视野下的中国社会保障制度建设——从社会身份本位到人类需要本位》，《公共行政评论》2008年第4期。

330. 中国发展研究基金会：《构建全民共享的发展型福利体系报告》，2009年4月发布。

331. 曾群：《青年失业与社会排斥风险——一项关于社会融合的社会政策研究》，学林出版社，2006。

332. 张成福、党秀云：《公共管理学》，中国人民大学出版社，2001。

333. 张筠：《农民工与城市主体社会》，天津社会科学院出版社，2007。

334. 张丽宾：《"非正规就业"概念辨析与政策探讨》，《经济研究参考》2004年第81期。

335. 张梦中、Marc Hozer：《定性研究方法总论》，《中国行政管理》2001年第11期。

336. 张开宁、张桔：《21世纪中国女性健康面临的新机遇与挑战》，《云南民族大学学报（哲学社会科学版）》2007年第4期。

337. 张开宁等：《流动人口生殖健康服务权利意识现状分析——以昆明市为例》，《人口研究》2007年第6期。

338. 张世雄：《"需要"的概念与社会福利：社会主义、自由主义与英国式的福利国家》，《人文及社会科学集刊》（台湾）1996年第2期。

339. 张宛丽：《现阶段的社会群体利益关系》，《浙江学刊》1997 年第 1 期。

340. 张宛丽：《现阶段中国社会分化与性别分层》，《浙江学刊》2004 年第 6 期。

341. 张秀兰、徐月宾、方黎明：《改革开放 30 年：在应急中建立的中国社会保障制度》，《北京师范大学学报（社会科学版）》2009 年第 2 期。

342. 章立明、温洛克：《"妇女能力建设与农村发展项目"培训个案研究》，《妇女研究论丛》2003 年第 5 期。

343. 赵频、马向平：《人力资本的提升：失业女性非正规就业的研究》，《湖北社会科学》2007 年第 8 期。

344. 郑功成：《从企业保障到社会保障——中国社会保障制度变迁与发展》，中国劳动社会保障出版社，2009。

345. 郑功成：《中国社会保障 30 年》，人民出版社，2008。

346. 郑功成等：《中国社会保障制度变迁与评估》，中国人民大学出版社，2002。

347. 郑功成：《社会保障学》，商务印书馆，2000。

348. 郑晓瑛：《计划生育、妇女地位与生殖健康——生殖健康的影响因素探讨》，《人口与经济》1996 年第 6 期。

349. 中国妇联妇女研究所：《中国妇女健康促进政策建议草案》，2002。

350. 中国劳动和社会保障部劳动科学研究所课题组：《中国灵活就业基本问题研究》，《经济研究参考》2005 年第 45 期。

351. 中华全国妇女联合会妇女研究所、中国致公党委员会妇女工作委员会课题组、全国妇联妇女研究所：《关于女职工下岗—再就业状况的调查报告》，《妇女研究论丛》1998 年第 2 期。

352. 周健林、王卓祺：《关于中国人对需要及其先决条件的观念的实证研究》，《中国社会科学季刊》1999 年第 13 期。

353. 周丽、李敏：《广州市灵活就业群体的社会保障研究》，

《中国人力资源开发》2005。

354. 周利华、伍智恒：《广州市社区卫生服务现状分析及发展对策》，《长沙民政职业技术学院学报》2010 年第 1 期。

355. 周文兴：《中国：收入分配不平等与经济增长》，北京大学出版社，2005。

356. 周颜玲、凯瑟琳·W. 伯海德：《全球视角：妇女、家庭与公共政策》，社会科学文献出版社，2004。

357. 朱楚珠、李树茁：《计划生育对中国妇女的双面影响研究》，《人口与经济》1997 年第 4 期。

358. 朱冬梅：《我国社会保险制度中的性别差异分析》，《中华女子学院山东分院学报》2005。

359. 朱胜进：《中国医疗保障制度创新研究》，浙江工商大学出版社，2009。

360. 朱晓阳：《在参与式时代谈建构"性别主体"的困境》，《开放时代》2005 年第 1 期。

361. 祖嘉合：《社会性别理论为女性研究展示新视角》，《河南师范大学学报（哲学社会科学版）》2001 年第 2 期。

362. 伊娃·M. 拉斯格博（Eva M. Rathgeber）：《妇女参与发展、妇女与发展、社会性别与发展：研究与实践之趋势》，仇乃华译，载王政、杜芳琴主编《社会性别研究选译》，三联书店，1998。

附录1
广州灵活就业人员健康需要访谈问卷

尊敬的受访者，您好！

我们是中山大学社会保障与社会政策研究中心的老师和同学，正在进行一项关于灵活就业女性健康需要和满足问题的研究，有一些情况需要调查。现邀请您参与此次调查，希望您能够认真地回答下面的问题，我们将对您的个人资料保密。感谢您的合作！

中山大学社会保障与社会政策研究中心

受访者基本情况

1. 受访者性别：男＿＿＿＿＿ 女＿＿＿＿＿

2. 您的年龄＿＿＿＿＿岁

3. 您的教育程度

（1）小学以下＿＿＿＿＿ （2）小学＿＿＿＿＿ （3）初中＿＿＿＿＿

（4）高中（技高）＿＿＿（5）大学＿＿＿＿ （6）研究生＿＿＿＿＿

4. 婚姻状况

（1）未婚＿＿ （2）有配偶＿＿ （3）离异＿＿ （4）丧偶＿＿

5. 家庭共同生活居住人口

（1）爸爸＿＿ （2）妈妈＿＿ （3）公公＿＿ （4）婆婆＿＿ （5）丈夫＿＿ （6）妻子＿＿ （7）儿子＿个（8）女儿＿个（9）其他＿＿＿＿

6. 您家里有几个人工作（包括您自己）＿＿＿＿个

7. 您的工资月收入＿＿＿＿＿元，您爱人的工资月收入＿＿＿＿＿＿元，其他收入＿＿＿＿＿元/月，家庭月收入＿＿＿＿＿元

8. 您在广州生活了____年，您的户口是在广州的_____区

9. 您的工作是_____

10. 您觉得健康是什么

A. 不生病_____B. 不生病，而且能够工作_____C. 不生病，心情好、能够工作_____D. 若有其他情况请补充说明_____

11. 你觉得自己目前的身体状况_____

A. 健康

B. 基本上健康，偶尔有小病

C. 身体经常有病痛，但还可以工作生活

D. 身体健康状况差，需要经常进行医疗治疗，影响工作和生活

E. 若有其他情况请补充说明_____

12. 您目前是否承受病痛

A. 没有　　　　　　B. 有，具体患病情况_____

13. 您是否参加了基本医疗保险？

A. 是　　　　　　B. 没有

附录 2
深度访谈提纲

本研究用半结构式访谈指引进行深度访谈。被访者的基本情况见相对应的问卷和档案资料。在问卷调查的基础上，根据研究问题和研究框架的指引进行深度访谈。访谈前访问员先作自我介绍，说明访谈的目的，征得被访问者同意才进行录音。具体包括：

1. 您能否再具体谈谈您对健康的看法和认识？健康是什么？

（可以提示生理、心理、社会交往、社会适应等方面）

2. 如果要达到您所说的健康状况，您认为目前您在哪些方面需要得到满足或通过什么条件来达到？

（可以根据受访者的健康概念的组成元素来提示，比如疾病医疗、健康保健、医疗照顾、疾病预防、劳动就业方面等）

3. （1）已生育的访谈对象

你觉得目前在生育健康方面有什么需要吗？

（具体问问健康检查、生育保健教育和疾病预防方面，女性还要问及妇科保健方面）

这些需要是否得到了满足？

（具体问问是哪些途径给予了满足）

请问您生小孩时有没有享受过什么福利？生育的医疗费用全是自己承担的吗？若不是，那谁帮助承担了费用？

（2）未生育的访谈对象

你觉得目前在生育健康医疗保健方面有什么需要吗？

（具体问问健康检查、生育保健教育和疾病预防方面，女性还要问及妇科保健方面）

这些需要是否得到了满足？

（具体问问是哪些途径给予了满足）

请问您有没有生育保险？有没有考虑生小孩？生小孩的费用对您而言是否是负担？

4. 请您谈谈您目前所面临的健康方面的困难或担心是什么？

导致困难或担心的原因是什么？

您打算怎样解决这些困难？

您认为解决目前困难的办法有哪些？

5. 您认为什么原因让您从事现在的这个工作？您认为现在这个工作对您的健康有影响吗？是什么影响？

6. 您觉得现有的健康政策对您的健康需要及其满足情况的影响是什么？

附录 3
论文参阅的文件目录

1. 《中华人民共和国妇女权益保障法》（全国人大，1992 年 4 月，2005 年修正）。

2. 《关于全国各级人民政府、党派、团体及所属事业单位的国家工作人员实行公费医疗预防的指示》（政务院，1952 年 6 月）。

3. 《中华人民共和国劳动保险条例》（政务院，1951 年 2 月）。

4. 《中华人民共和国劳动保险条例实施细则修正草案》（劳动部，1953 年 1 月）。

5. 《国务院关于女工作人员生产假期的通知》（国务院，1955 年 4 月）。

6. 《女职工劳动保护规定》（国务院，1988 年 9 月）。

7. 《广东省女职工劳动保护实施办法》（广东省政府，1989 年 1 月）。

8. 《女职工禁忌劳动范围的规定》（劳动部，1990 年 1 月）。

9. 《广州市女职工劳动保护实施办法》（广州市政府，1992 年 2 月）。

10. 《女职工保健工作规定》（卫生部、劳动部、人事部、全国总工会、全国妇联，1993 年 11 月）。

11. 《企业职工生育保险试行办法》（劳动部，1995 年 1 月）。

12. 《中华人民共和国母婴保健法》（全国人大，1995 年 6 月

1 日实施）。

13.《中国妇女发展纲要（1995 – 2000 年）》（国务院，1995 年，我国政府第一部关于妇女发展的专门规划）。

14.《关于卫生改革与发展的决定》（中共中央、国务院，1997 年 1 月）。

15.《关于建立城镇职工基本医疗保险制度的决定》（国务院，1998 年 12 月）。

16.《广东省母婴保健管理条例》（广东省人大，1998 年 7 月，2004 年修订）。

17.《关于发展城市社区卫生服务的若干意见》（卫生部、国家发展计划委员会、教育部、民政部、财政部、人事部、劳动和社会保障部、建设部、国家计划生育委员会、国家中医药管理局，1999 年 7 月）。

18.《中国妇女发展纲要（2001 – 2010 年）》（国务院，2001 年 4 月）。

19.《中国儿童发展纲要（2001 – 2010 年）》（国务院，2001 年 4 月）。

20.《中华人民共和国母婴保健法实施办法》（国务院，2001 年 6 月）。

21.《关于进一步做好下岗失业人员再就业工作的通知》（中共中央国务院，2002 年 9 月）。

22.《中华人民共和国人口与计划生育法》（全国人大，2002 年 9 月 1 日起施行）。

23.《关于城镇灵活就业人员参加基本医疗保险的指导意见》（劳动和社会保障部，2003 年 5 月）。

24.《关于进一步加强生育保险工作的指导意见》（劳动和社会保障部，2004 年 9 月）。

25.《关于建立城市医疗救助制度试点工作意见》（民政部、卫生部、劳动和社会保障部、财政部，国务院办公厅转发，2005

年 3 月）。

26.《广州市城镇灵活就业人员医疗保险试行办法》（广州市政府，2005 年 10 月）。

27.《关于发展城市社区卫生服务的指导意见》（国务院，2006 年 2 月）。

28.《卫生事业发展"十一五"规划纲要》（卫生部，国务院批准，2007 年 5 月）。

29.《国务院关于开展城镇居民基本医疗保险试点的指导意见》（国务院，2007 年 7 月）。

30.《广州市城镇居民基本医疗保险试行办法》（广州市政府，2008 年 5 月）。

31.《广州市城镇职工基本医疗保险试行办法》（广州市政府，2001 年 11 月，2008 年 6 月修订）。

32.《广东省职工生育保险规定》（广东省政府，2008 年 7 月）。

33.《关于发展城市社区卫生服务的实施意见》（广州市政府，2007 年 8 月）。

34.《广州市困难群众医疗救助试行办法》（广州市政府，2009 年 4 月）。

后　记

终于可以写致谢了。从谋篇布局到最后成稿，其间经历了无数次的希望、喜悦、失落与消沉，可以说几经波折，现在则是心存感激。

我首先要感谢我的导师罗观翠教授。从拜师入门开始，罗老师就一直非常关心我的学习、工作和生活，勉励我不断努力向上，向我传授治学的方法，是罗老师引领我进入女性福利研究的领域，打开了我以社会性别视角观察社会的窗口，老师的期望和鞭策给我以信心和激励，对罗老师的敬重和感激之情难以言表，唯有携此心情继续努力前行。

衷心感谢岳经纶教授，从最初博士沙龙的讨论，启发我的论文思路，到论文的修改，以及最后定稿的指导，对我的论文写作给予了莫大的支持和帮助，让我受益匪浅。

感谢马骏教授、王宁教授、李若建教授、万向东教授、林毓铭教授，是他们的讨论和建议使我更加明确了社会性别的研究视角；感谢郭巍青教授、黎熙元教授、刘林平教授、郑广怀博士、彭宅文博士对论文修改所提供的指导和建议。论文的每一细微之处，都与曾经帮助过我的人分不开。没有他们，完成这篇论文的困难是我无法想象的。

中山大学政治与公共事务管理学院以及社会学与人类学院名师荟萃，就读期间，或听他们的课或吸收他们的学术观点或领悟他们的治学与做人之道，诸多老师的无私教诲和帮助让我受益无穷、终生铭记，在此深表谢意。

感谢我的诸多好友一直以来对我的鼓励和支持，在失意的时候为我打气，给我提供力所能及的帮助，她们的认真和热心令我感动；感谢我曾经的学生，现于香港中文大学攻读硕士学位的崔玮雯同学，她作为我的访谈助手，为论文的个案访谈做了不少工作；衷心感谢在个案访谈方面给予我通力合作和无私帮助的朋友、案主和相关机构工作人员，谢谢你们的鼓励和帮助。

最后我要感谢我的家人。尤其是我的父母对我的无私支持，一直是我前进的信心和勇气。"养儿方知父母恩"，成为母亲之后，我更加懂得父母之心的无私，体会父母之情的伟大。感谢我的先生李国平博士，在生活中一直充当我的良师益友，陪伴和支持我渡过苦乐的求学阶段。感谢我的儿子哲哲，你的出生和成长为我带来了前所未有的快乐和幸福体验，同时也是一种鼓励和鞭策，令我不敢懈怠。

"路漫漫其修远兮"，我会将论文的出版作为自己求学圆周上的点，因为，对于未来，这只是一个开始，而不是结束。

论文的出版还得到了社会科学文献出版社的周丽副总编和高雁编辑的大力支持，感谢她们的工作！

刘春燕

2012 年 6 月

图书在版编目（CIP）数据

性别与健康：城镇非正规就业女性健康需要和政策回应 /
刘春燕著 . —北京：社会科学文献出版社，2012.7
ISBN 978 - 7 - 5097 - 3505 - 3

Ⅰ. ①性… Ⅱ. ①刘… Ⅲ. ①城镇—女性—医疗保健
制度—研究—中国 Ⅳ. ①R199.2

中国版本图书馆 CIP 数据核字（2012）第 122474 号

性别与健康
——城镇非正规就业女性健康需要和政策回应

著　者 / 刘春燕

出 版 人 / 谢寿光
出 版 者 / 社会科学文献出版社
地　　址 / 北京市西城区北三环中路甲 29 号院 3 号楼华龙大厦
邮政编码 / 100029

责任部门 / 财经与管理图书事业部（010）59367226　责任编辑 / 高　雁
电子信箱 / caijingbu@ ssap. cn　　　　　　　　　　责任校对 / 白秀红
项目统筹 / 高　雁　　　　　　　　　　　　　　　　责任印制 / 岳　阳
经　　销 / 社会科学文献出版社市场营销中心（010）59367081　59367089
读者服务 / 读者服务中心（010）59367028

印　　装 / 北京季蜂印刷有限公司
开　　本 / 787mm × 1092mm　1/20　　　　　　　　印　张 / 12.4
版　　次 / 2012 年 7 月第 1 版　　　　　　　　　　字　数 / 207 千字
印　　次 / 2012 年 7 月第 1 次印刷
书　　号 / ISBN 978 - 7 - 5097 - 3505 - 3
定　　价 / 39.00 元